Andreas Meyer • Sanfte Schmetterlings-Babymassage

Andreas Meyer

Sanfte Schmetterlings-Babymassage

Die Entwicklung der Lebenskräfte
und ihre physiologischen Grundlagen

MAYER
INFO3

Mit Texten von Eva Reich, Hans-Richard Böttcher und Dagmar Rehländer sowie 28 Illustrationen von Christiane Sundermeyer. Alle Fotos entstammen dem Privatarchiv des Autors.

Bibliographische Information der Deutschen Nationalbibliothek
Die Deutsche Nationalbibliothek verzeichnet diese Publikation in der Deutschen Nationalbibliographie; detaillierte bibliographische Daten sind im Internet über http://dnb.ddb.de abrufbar.

ISBN 978-3-95779-026-2

Erste Auflage 2015 Info3-Verlag, Frankfurt am Main

© 2015 Info3-Verlagsgesellschaft Brüll & Heisterkamp KG
Typographie und Satz: Kulturfarm, Rinteln
Umschlag: Frank Schubert, Frankfurt am Main
Druck und Bindung: CPI – Clausen & Bosse, Leck

Inhaltsverzeichnis

Vorwort 7

Einstimmung 11

I. Die Entwicklung und Stärkung der Lebenskräfte 13
Embryonalentwicklung 13
Menschenkunde und Wahrnehmung der Lebenskräfte 14
Wesen und Entwicklung des kleinen Kindes 16
Sinnesentwicklung 20
Entwicklungsstörungen 22
Verarbeitung und Heilung von Entwicklungsproblemen 25
Besonderheiten geburtstraumatischer Erfahrungen 27
Was heilt? 29
Das Potential des Lebendigen 31
Lebensfördernde und lebensschwächende Einflüsse 33

II. Einführung in die Sanfte Schmetterlings-Babymassage nach Eva Reich 37
Die Entwicklung der Sanften Schmetterlings-Babymassage durch Eva Reich 37
Zum Wesen der Babymassage 40
Hilfe für die Eltern und hilflosen Männer 41
Anwendungsgebiete der Sanften Schmetterlings-Babymassage 43
Wo und wie kann die Massage gelernt werden? 45
Was tun, wenn das Baby nicht will? 47

III. Anleitung für die Sanfte Schmetterlings-Babymassage 51
Textanleitung 51
Anleitung mit Bildern 56

IV. Aspekte der Schwangerschaft und Geburt in ihrer
Bedeutung für die Neurosenprophylaxe 65
von Eva Reich und Andreas Meyer

V. Schwangerschaft und Geburt als Faktoren der Persönlichkeits-
und Familienentwicklung 73
von Hans-Richard Böttcher, Andreas Meyer und Eva Reich

VI. Praxisbeispiele 79
    Fallbeispiele aus der Klinikpraxis der Kinderkranken-
        schwester Dagmar Rehländer 79
    Fallbeispiele aus der therapeutischen Praxis von Andreas
        Meyer 82

VII. Eva Reich in Ostberlin 87

Anmerkungen 99
Literaturverzeichnis 116

Vorwort

Dieses Buch ist eigentlich eine Liebesgeschichte. Es erzählt von der Liebe zum Lebendigen, der Liebe zu allem was ist oder erst noch wird, vom geborenen und noch ungeborenen Leben. Mensch-Sein heißt wirklich leben, sich mit sich selbst und der Welt zu verbinden, sich zu entwickeln.

Das Lebendige folgt bestimmten Gesetzmäßigkeiten, drückt sich in wesenseigenen Bewegungen aus, entwickelt und individualisiert sich, so wie jeder Fluss sich seine eigenen, unverwechselbaren Mäanderformen schafft. Um sich ausdrücken und gesund entwickeln zu können, brauchen die Lebenskräfte im Menschen physiologische Grundlagen, die aber auf verschiedensten Lebensgebieten angegriffen und korrumpiert werden. Obwohl uns in der derzeitigen Spaß- und Medienkultur überall Leben vorgegaukelt wird, ist das Lebendige mehr bedroht als je zuvor. Hinter der Unterdrückung des Lebendigen und den späteren Versuchen, die Schäden wieder zu „reparieren" steckt eine milliardenschwere Industrie und der Versuch, den Menschen immer weiter zu mechanisieren, manipulieren und zum Automaten zu machen, was das genaue Gegenteil des Lebendigen ist. Menschen, die gesund und lebendig sind, lassen sich nur schwer unterdrücken, sind unbequem, gehen menschlich miteinander um und sind freiheitsliebend. Sie suchen die Wahrheit in den Dingen und kämpfen für das Lebendige.

Das Lebendige lässt sich nicht auf Dauer unterdrücken. In der Natur werden selbst dicke Betonplatten irgendwann angehoben und durchlöchert, wenn diese die Wachstumskräfte der Pflanzen abschirmen sollen. Im Menschen möchte und muss das Schöpferisch-Lebendige sich ausdrücken können. Es lässt sich weder einwecken, noch einfrieren, noch auf einem Konto parken. Wird es an seiner freien Entfaltung gehindert, sucht es sich andere Kanäle zum Ausdruck und zur Entladung, zum Beispiel über den Körper.

Die Angriffe auf das Lebendige beginnen schon vor der Geburt. Pränatale Störungen und geburtstraumatische Erfahrungen bilden oft den Ausgangspunkt für eine Reihe von Entwicklungsstörungen, die schließlich zu Aufmerksamkeitsstörungen, Problemen in der Sinnesentwicklung, Angstzuständen und anderen seelischen Schwierigkeiten bis hin zu körperlichen Symptomen führen. Die Konzentrationsfähigkeit ist nicht nur die Grundlage unserer gesamten Ich-Tätigkeit und Ich-Entwicklung, sondern auch Grundvoraussetzung für die Meditation. Eine bisher zu wenig beachtete Tatsache ist der Zusammenhang zwischen den Problemen in der Frühentwicklung des Menschen und den schöpferischen Aufmerksamkeitskräften. Die Schwierigkeiten in der Entwicklung des Leibes, der Sinne und des Lebenskräfteorganismus, die so lange im Menschen weiter wirken, bis sie vielleicht aufgelöst werden, beeinflussen und behindern maßgeblich nicht nur den Lebensalltag, sondern auch jegliche spirituelle Entwicklung. Da es sich bei den sogenannten „frühen Störungen" um Probleme im präverbalen Bereich handelt, sind diese der Sprache und der normalen Erinnerung später nicht zugänglich und dadurch sehr schwer und nur durch besondere Methoden zu behandeln. Dabei ließen sich alle diese Schwierigkeiten einfach vermeiden.

Dieses Buch folgt den Spuren des Lebendigen. Es handelt deshalb von der Entwicklung der Lebenskräfte vom Embryo bis zum Tod, von ganzheitlicher Menschenkunde sowie den lebensfördernden und lebensschwächenden Einflüssen und Tätigkeiten. Es werden Forscher und Forschungsmethoden auf dem Gebiet der Lebenskräfteforschung vorgestellt, zu denen auch Wilhelm Reich und seine Tochter Eva Reich gehören. Erstmals wird in diesem Buch von Eva Reichs Tätigkeit im ehemaligen Ostberlin der 80er Jahre erzählt und wie es dazu kam. Sie war zutiefst davon überzeugt, dass das Lebendige, wenn es sich entwickeln kann, alle Widerstände überwindet. Sie sagte, ähnlich wie der anthroposophische Autor und Seminarleiter Georg Kühlewind, wenige Monate vor dem „Mauerfall" voraus, dass die trennende Mauer zwischen Ost und West „schmelzen" wird. So kam es auch.

Das Buch beschreibt deshalb zugleich ein Stück bisher unbekannter Zeitgeschichte, zu der auch die Entwicklung der ersten körperorientierten psychotherapeutischen Ausbildungen in der ehemaligen DDR, die Arbeit mit Hebammen und Ärzten in Geburtskliniken, der Einsatz für eine „natürliche Geburt" und „subversive" Tagungen gehören.

Das Kernstück der Arbeit von Eva Reich war die Sanfte Schmetterlings-Babymassage. Diese wunderbare prophylaktische und therapeutische Methode zur Entwicklung und Heilung der Lebenskräfte im Menschen wird erstmals in diesem Buch umfassend und im Zusammenhang mit anthroposophischer Menschenkunde und der Lebenskräfteforschung dargestellt. Die Text- und Bildanleitung zur Massage soll es werdenden Eltern, Pädagogen, Therapeuten und jedem interessierten Menschen leicht machen, sie zu erlernen und damit Lebensförderndes tun zu können. Auch den Vätern und Männern insgesamt kann dadurch geholfen werden, einen tieferen Zugang zum Kind und zu inneren Prozessen zu finden, der sonst den Frauen vorbehalten bleibt. Praxisbeispiele aus unterschiedlichen Arbeits- und Lebensfeldern sollen das Verständnis und den Umgang mit dieser Massage vertiefen und die Dimension aufzeigen, um die es bei diesem Thema geht.

Notwendigerweise wurden, zugunsten der überschaubaren Darstellung komplexer Zusammenhänge, einige Fragen nur kurz angedeutet und umfangreiche Themen nicht weiter vertieft. Das Kapitel mit den Praxisbeispielen möchte die Wirkung der Babymassage verdeutlichen und Perspektiven für die weitere Forschung bieten. Die Anmerkungen und Literaturhinweise mögen eine Anregung sein, einzelne Bereiche weiter zu verfolgen.

Einstimmung

Die Bekehrung des Knaben

Rabbi Ahron kam einst in die Stadt, in der der kleine Mordechai, der nachmalige Rabbi von Lechowitz, aufwuchs. Dessen Vater brachte ihm den Knaben und klagte, dass der im Lernen keine Ausdauer habe. „Lasst ihn mir eine Weile hier", sagte Rabbi Ahron. Als er mit dem kleinen Mordechai allein war, legte er sich hin und bettete das Kind an sein Herz. Schweigend hielt er es am Herzen, bis sein Vater kam. „Ich habe ihm ins Gewissen geredet", sagte er, „hinfort wird es ihm an Ausdauer nicht fehlen." Wenn der Rabbi von Lechowitz diese Begebenheit erzählte, fügte er hinzu: „Damals habe ich gelernt, wie man Menschen bekehrt."[1]

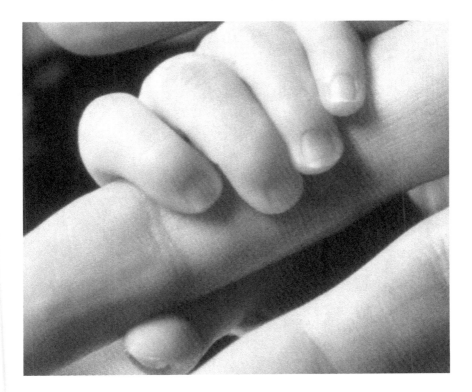

I. Die Entwicklung und Stärkung der Lebenskräfte

Die allgemeine Schwächung und Degeneration der Lebenskräfte in unserer Kultur ist eine unübersehbare Tatsache. Trotz körperlichem Fitnesstraining und trainierter Muskeln sind Phänomene wie starke Ermüdung, Burnout, Antriebslosigkeit, Nervosität und Konzentrationsprobleme oft der Ausdruck für zu schwache Lebenskräfte. Es wird deshalb allenthalben nach „mehr Energie" gestrebt. Damit stellt sich grundsätzlich die Frage, welche Tätigkeiten und Einflüsse überhaupt zur Stärkung der Lebenskräfte und des Lebensleibes (Steiner) führen und welche zu ihrer Schwächung und Korrumpierung.

Embryonalentwicklung

Die Entwicklung des Lebensleibes beginnt bereits nach der Befruchtung der Eizelle und setzt sich in der Embryonalentwicklung fort. Zum Studium der Embryonalentwicklung seien die Werke des Embryologen Erich Blechschmidt (1904-1992)[2] und des Arztes Kaspar Appenzeller (1927-1999)[3] empfohlen. Blechschmidt hatte bereits 1968 eine vollständig neue Sicht der menschlichen Frühentwicklung dargestellt und die von außen, aus dem Umkreis wirkenden „Gestaltungskräfte, die Zeichen lebendiger Leistungen des Embryo sind", nachgewiesen.[4] Er hatte mehr als 200 000 mikroskopische und makroskopische Einzelpräparate untersucht und durch Schnittserien-Rekonstruktionen die Entwicklungsbewegungen des Embryos in rund 50 Modellen von 180 cm Größe sichtbar gemacht. Auf diese Weise konnte er die Gestaltwerdung des Menschen nach der Befruchtung eindrucksvoll zeigen und kam dadurch zum Schluss: „Die Gene besitzen in ihrem Inneren keinen vorgezeichneten Bauplan oder gar Funktionsplan im Sinne einer Präformation als einer nachweisbaren Vorherbildung. Sie sind nicht etwa der fertige Organismus im Kleinen."[5]

Wie die „Gestaltungskräfte" im Embryo wirken und welche Entwicklungsbewegungen das werdende Kind vollzieht, konnte Blechschmidt als Erster aufzeigen. Später wurde die Wirkung dieser „plastischen Kräfte" in einer Reihe weiterer

Forschungen dargestellt. Dazu gehören die Werke von Armin Husemann (geb. 1950)[6], von Leendert Frederik Carel Mees (1902-1990)[7] und das monumentale Werk von Johannes Wolfgang Rohen (geb. 1921).[8] Die Frage, *was* jedoch diese „Gestaltungskräfte" ihrem Wesen nach sind, konnte Blechschmidt nicht beantworten. Es soll deshalb zunächst geklärt werden, was überhaupt mit den Begriffen Gestaltungskräfte, Lebenskräfte, Lebensenergie, Äther- oder Lebensleib gemeint ist.

Menschenkunde und Wahrnehmung der Lebenskräfte

Zunächst muss festgestellt werden, dass diese Kräfte mit den gewöhnlichen Sinnen nicht wahrgenommen werden können. Eine Wahrnehmung dieser Kräfte ist verschiedenen Menschen durch über-sinnliche Wahrnehmungsfähigkeiten möglich und sie kann durch eine entsprechende Schulung systematisch ausgebildet werden.[9] Theorien, Erklärungsmodelle und „spirituelle Weltbilder" helfen hier nicht weiter.[10]

Seit den physikalischen Forschungen von Wilhelm Reich (1897-1957) zur atmosphärischen Orgonenergie[11] sind eine Reihe von bildschaffenden Methoden entwickelt worden, die indirekt die Wirkung der Lebensenergie zeigen können. Dazu gehören unter anderem die *Kirlianfotografie*, die der sowjetische Elektrotechnik-Ingenieur Semjon Davidowitsch Kirlian (1898-1978) im Jahre 1937 entdeckte[12], die von Lili Kolisko (1889-1976) und Rudolf Hauschka (1891-1969) als ein Verfahren zur Qualitätsbegutachtung von Pflanzen, Lebensmitteln und biologischen Substraten entwickelte *Steigbildmethode*[13], die von Ehrenfried Pfeiffer (1899-1961) entwickelte *Kupferchloridkristallisation* (Biokristallisation) und *Rundfilterchromatographie*[14] sowie die von Theodor Schwenk (1910-1986) entwickelte *Tropfbildmethode*. Bei allen bildschaffenden Methoden besteht die besondere Schwierigkeit und Problematik in der Interpretation und Auswertung der Ergebnisse.[15]

Trotzdem können Menschen, die sich keiner speziellen Schulung zur Ausbildung von übersinnlichen Sinnesorganen unterzogen haben, in verschiedenen Lebenssituationen Erfahrungen mit der Wirkung der Lebenskräfte machen.

In folgenden zwei Lebenssituationen lässt sich das geistig-seelische Wesen eines Menschen in besonderer Weise und vielleicht am deutlichsten wahrnehmen: beim Baby in den ersten Tagen nach der Geburt und beim Verstorbenen, in den ersten beiden Tagen nach dem Tod. Wenn ein verstorbener Mensch in einem Raum aufgebahrt ist, so kann, mindestens für Menschen die ihm nahestanden, die Person noch im Raum erlebt und gefühlt werden, unabhängig vom physischen Leib. Oft wird dabei der Wille, der eigentliche Lebensimpuls, vielleicht „das eigentliche Wesen" dieses Menschen, erlebt.

Ähnliches kann nach einer Geburt erlebt werden. Das Neugeborene sieht häufig wie ein alter, weiser Mensch aus, in jedem Falle nach einer geprägten Individualität.[16] Dieser Ausdruck verliert sich meistens innerhalb der ersten Lebenstage. Empfindsame Menschen erleben in dem Raum, in dem sich ein Baby befindet, oftmals eine „heilige Atmosphäre" und eine besondere Stimmung. Das Menschenwesen ist im gesamten Raum anwesend und fühlbar; es erfüllt mit seinem Zauber die ganze Umgebung. Selbst „hartgesottene" Erwachsene werden plötzlich ganz weich und sensibel, fühlen sich „im Herzen berührt" und wollen wenigstens einmal das Baby gesehen oder berührt haben. Auch Tiere reagieren höchst spezifisch auf menschliche Babys. Ein ähnlicher Zauber geht vom ersten Blick, verbunden mit dem ersten Lächeln aus. Viele Menschen schildern diese Situation als „unvergessliches Erlebnis".

Was steckt menschenkundlich gesehen hinter diesen Phänomenen? Der Mensch besteht nicht nur aus dem physischen Leib, sondern aus zwei weiteren „Leibern", im Sinne von Wesensgliedern, die dauerhaft Form und Gestalt haben.[17] Diese Leiber werden oft ganz allgemein und undifferenziert als Energiefeld, Aura, Ätherleib, Lebensleib, Empfindungsleib, Emotionsleib oder schlichtweg mit dem Begriff „Lebensenergie" bezeichnet. In der anthroposophischen Terminologie Rudolf Steiners handelt es sich um den Ätherleib sowie um den Astral- bzw. Empfindungsleib.[18] Beide Leiber durchdringen den physischen Leib und ragen über diesen hinaus. Der Ätherleib (und die in ihm wirkende *Lebenskraft*) ist der Bildner und Plastiker, der dem physischen Leib das Leben einverleibt, ihn plastisch gestaltet, ähnlich wie der Magnet die Eisenfeilspäne konfiguriert. Er ist Träger jener Kräfte, die Blechschmidt als „Gestaltungskräfte" und „Zeichen lebendiger Leistungen des Embryos" bezeichnet hat.

Die Lebensenergie wurde und wird immer wieder neu „entdeckt" und in verschiedenen Kulturen als „Mutter aller Energien" mit unterschiedlichen Namen belegt. Die ältesten Bezeichnungen sind das *Prana* der Hindus und das *Chi* oder *Ki* in östlichen Kulturen. In Russland spricht man von Bioplasma oder Protoplasma und in der modernen Physik von Tachyonenenergie. Wilhelm Reich nannte diese Kraft Orgonenergie.

In den ersten Tagen und Wochen nach der Geburt ist der Ätherleib noch riesig groß, erfüllt den ganzen Raum und verbindet sich mit der gesamten Umgebung. Der Tod eines Menschen wiederum ist dadurch charakterisiert, dass sich der Ätherleib vom physischen Leib trennt, aber noch zwei bis drei Tage in der Nähe des physischen Leibes bleibt, ehe er sich langsam zurückzieht und auflöst. Deshalb können wir am Tor des Todes und am Tor der Geburt diese besondere Wahrnehmung der Lebenskräfte des Menschen erleben.

Beim Tod wird der physische Leib vom geistigen Wesen des Menschen, vom Ich, verlassen. Man nennt diesen Prozess Exkarnation. Dass das Bewusstsein nachtodlich vollständig erhalten bleibt, haben die Nahtod-Forschungen Pim Van Lommels[19] in jüngster Zeit eindrucksvoll belegt.

Wesen und Entwicklung des kleinen Kindes

Bei der vor- und nachgeburtlichen Entwicklung des Kindes lebt sich entsprechend das geistige Wesen, das Ich, erst langsam in die irdischen Verhältnisse und in den Körper ein. Man nennt diesen Prozess Inkarnation. Das Kind benötigt für seine Entwicklung, vor allem im ersten Lebensjahrsiebent, Unterstützung beim Ergreifen seines Leibes.

Nach der Geburt lebt das Baby mit allem Wesenhaften seiner Umgebung mit und reagiert darauf. Es ist auf dieser Ebene noch nicht getrennt von der Mutter, sondern lebt noch in ihrem „Feld", das es wie Nahrung braucht. Alle Wesen und Dinge der Umgebung wirken auf das Kind: Geräusche und Töne, Farben, Worte, besonders aber Gefühle und Stimmungen. Es ist noch nicht geschützt und abgesondert von seiner Umwelt, fühlt alles mit und erlebt den Willen der Umgebung. Innen und Außen existieren noch nicht, sind ungetrennt. Das Kind ist wie ein einziges großes Sinnesorgan. Diese Erkenntnis formulierte Steiner im Jahre 1924 in den Worten:

> Und damit ist nur in anderer Art ausgedrückt, was ich schon gestern sagte: Das Kind ist im allerhöchsten Grade seinem ganzen Wesen nach in dieser ersten Zeit ein Sinneswesen. Es ist wie ein Sinnesorgan. Durch den ganzen Organismus rieselt dasjenige, was an Eindrücken aus der Umgebung kommt, klingt nach, tönt nach, weil das Kind noch nicht so innig wie später der Mensch mit seinem Körper verbunden ist, sondern in der Umgebung lebt mit dem loseren Geistig- Seelischen. Daher wird alles aufgenommen, was an Eindrücken aus dieser Umgebung kommt.[20]

Die *moderne Säuglingsforschung*[21] hat diese Zusammenhänge nachgewiesen und geht davon aus, dass bei der Geburt ein Menschenwesen auf die Erde kommt, das von Beginn an in differenzierter Weise am Leben teil hat und mit seinen Eltern und seiner Umgebung in Beziehung steht. Der Austausch und die Beeinflussung erfolgen gegenseitig. Nach Downing[22] beginnt die Nachahmung von Verhaltensweisen bereits zwei Minuten nach der Geburt. Die sensorischen Erfahrungen (der Extrakt der „Teilhandlungsdialoge") werden körperbezogen in den sogenannten RIGs gespeichert.[23] Die Entdeckungen der Säuglingsforschung führten übrigens bereits 1981 zu einer „Erschütterung der Grundfesten der Psychoanalyse" und in der Folge dazu, dass manche Behandlungsansätze der Psychoanalyse infrage gestellt, überdacht oder aufgegeben wurden.[24] Zu den verblüffenden Ergebnissen der Säuglingsforschung gehört auch die Entdeckung, dass das Baby die Mutter zuerst über den Geruch erkennt. Steiner hatte bereits 1924 Ähnliches zu den Sinnen als Ganzes und zum Geschmackssinn beschrieben:

> Das bedeutet, dass das Kind eigentlich noch ganz Sinnesorgan ist. Für das Kind gibt es noch nichts, als dass es Sinnesorgan ist, und es nimmt alles, was es aufnimmt, so auf wie ein Sinnesorgan. Betrachten Sie das wunderbar gestaltete menschliche Auge: die ganze Welt ist dadrinnen, das Bild der ganzen Welt. Wir können

sagen: draußen ist die Welt, drinnen ist die Welt. Beim Kinde ist es ebenso: draußen ist die Welt, drinnen ist die Welt; das Kind ist ganz Sinnesorgan. Wir Erwachsenen haben den Geschmack von Zucker durch Mund, Zunge, Gaumen. Das Kind durchdringt sich ganz mit Geschmack. Man habe nur Sinn dafür, ein Kind zu beobachten, wie es durch und durch Sinn ist, Geschmacksorgan.[25]

Auch der folgende Satz Steiners klingt ganz, als stamme er aus einem aktuellen Lehrbuch der modernen Säuglingsforschung:

Wir sollen nicht ausdenken: Was soll das Kind tun? – sondern wir sollen uns vor allen Dingen klar sein darüber, dass wir selbst es ihm vormachen müssen. Denn nichts anderes ist gesund für das Kind, als was wir ihm vormachen. Und nichts nimmt das Kind wahrhaftig in seine Organe auf, als was wir ihm vormachen.[26]

Ein Großteil der körperlichen Reaktionen des Babys in den ersten Lebenswochen ist aus dieser Wirkung zu verstehen. Die Behandlung von Problemen wie etwa unaufhörliches Schreien des Babys, muss deshalb die Wirkungen der Umgebung ebenso beachten, wie die Wirklichkeit der Eltern-Kind-Beziehung auf der Ebene der Lebenskräfte.

Das Bewusstsein eines Babys und Kleinkindes ist vollständig anders als das Alltagsbewusstsein eines erwachsenen Menschen. Das Baby hat noch keine differenzierte Sinneswahrnehmung und erlebt noch kein konkretes „Etwas"; dazu bräuchte es entsprechende Begriffe. Das verstehende Erleben dieses Bewusstseinszustandes ist für den erwachsenen Menschen nur auf einer meditativen Bewusstseinsebene möglich, in der die Subjekt-Objekt-Trennung, die unser gewöhnliches Bewusstsein kennzeichnet, aufgehoben ist. Ein solches meditatives Bewusstsein ist in der Lage, die Bedürfnisse und Erlebniswelt des Babys vergleichsweise zu verstehen. Doch auch im Alltag gibt es Wege und Annäherungen, um sich tiefer und tiefer hinein zu fühlen und hinein zu lieben.

Wenn sich die Entwicklung des kleinen Kindes weitgehend ungestört und in einer behaglichen, liebevollen Umgebung vollziehen kann, dann bleibt für lange

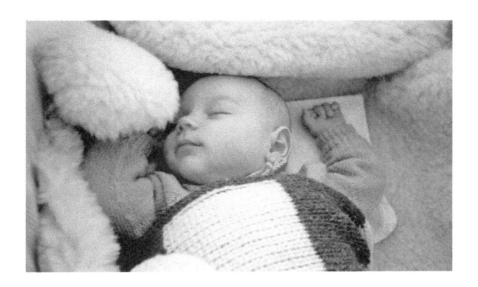

Zeit eine Offenheit und große „Ausstrahlung" der Lebensenergie und damit des Ätherleibes erhalten, die man an verschiedenen äußeren Zeichen ablesen kann. Dazu gehören die strahlenden, leuchten Augen, eine innere Ruhe und Zufriedenheit, das glückliche Lächeln und ein Zustand, der oft als Urvertrauen beschrieben wird. Das Kind schläft friedlich ein, sieht auch dabei glücklich und zufrieden aus und zeigt nirgendwo Anzeichen physischer Verspannung. Im Schlaf wirkt die Stirn und das ganze Gesicht entspannt, die Schultern sind nicht angezogen, die Händchen leicht gekrümmt, aber entspannt. Eva Reich (1924-2008) sprach oft davon, dass sich unter diesen Bedingungen sogar die Fontanelle erst sehr viel später schließt als gewöhnlich.

Das Wesen des kleinen Kindes ist Hingabe, Vertrauen und Liebe zu allem was ist. Es sucht in der Welt die Begegnung mit Ich-Wesen, die diese Liebe erwidern. In diesem Lichte gesehen ist die Erziehung und Entwicklung eines Kindes letztendlich eine Liebesgeschichte.

Sinnesentwicklung

Nach und nach lebt sich das kleine Wesen in seinen Körper ein und bildet auf der Hautebene eine Art Empfindungsnetz aus, das ihm später das Erlebnis von außen und innen verschafft. Dabei verbindet sich der Ätherleib immer stärker mit dem physischen Leib, durchdringt und umspannt ihn. Auf dieser Grundlage bilden sich die in dieser Erweiterung zuerst von Rudolf Steiner geschilderten vier leibbezogenen Sinne aus: der Tastsinn, der Lebenssinn, der Eigenbewegungssinn und der Gleichgewichtssinn.[27]

Der Tastsinn vermittelt neben der Fülle der Tasterlebnisse und dem Empfinden der Leibesgrenze zugleich ein Grundgefühl von Geborgenheit und eine Sicherheit im Hafen der Haut. Findet die Entwicklung des Tastsinnes mit dem Gefühl von Sicherheit und Geborgenheit nur unvollständig statt oder wird sie gestört, so entstehen statt dessen ein Grundgefühl von Angst und eine Reihe anderer Schwierigkeiten, die mit dem Verhältnis von innen und außen zu tun haben, wie etwa bei allen Formen von Allergien (bei denen dann die Haut „ausschlägt").

Der Pädagoge Henning Köhler formulierte treffend: „Das ganze Leben ist in Hülle und Fülle von Tasterlebnissen durchwoben."[28] Zur Entwicklung und Pflege des Lebenssinnes sind die liebevolle Berührung zwischen den Eltern (vor allem der Mutter) und dem Kind, sowie der „stimmige" Körperkontakt in allen seinen Formen eine Grundvoraussetzung. Die Sanfte Babymassage mit ihrer schmetterlingsleichten Berührung der Haut und der Lebenskräfte ist in jeder Hinsicht genau dafür geeignet. Sie vermittelt, überträgt und verstärkt die Grundgefühle von Sicherheit und Geborgenheit und kann schädliche Einflüsse neutralisieren.[29]

Der Lebenssinn vermittelt „die erste menschliche Eigenwahrnehmung", durch die der Mensch „als ein Ganzes, sich seiner Körperlichkeit nach bewusst wird"[30] und sich als „ein den Raum erfüllendes, leibliches Selbst"[31] empfindet. Durch den Lebenssinn vollzieht sich die Identifikation mit *meinem* Leib, bis hin zu dem Gefühl: Ich und mein Leib sind eins. 1973 formulierte Theodore J. Jacobs dazu: „Das Ich ist vor allem ein körperliches" und „das Selbst ist vor allem ein Körper-Selbst."[32] Als Wirkung des Lebenssinnes beschrieb Steiner: „Jenes Durchdrungensein von Behaglichkeit, erhöht nach einer würzigen Mahlzeit, etwas herabgestimmt beim Hunger, dieses allgemeine innerliche Sich-Fühlen, das ist die in die Seele hineingestrahlte Wirkung des Lebenssinnes."[33] Das Organ für den Lebenssinn ist das gesamte sympathische Nervensystem.[34]

Die Babymassage setzt genau an diesem „Durchdrungensein von Behaglichkeit" an. Da Empathie vor allem Körper-Empathie (Body-Empathy) ist, kann der Massage-Gebende über eine körperlich-emotionelle Wahrnehmung in sich selbst und beim Baby oder Klienten eine entsprechende Körperwahrnehmung erzeugen und das Gefühl des „Durchbehaglichtseins" (wieder) herstellen.

Der Eigenbewegungssinn, den Steiner bereits 1910 beschrieb[35], wird heute mit folgenden Begriffen charakterisiert: Tiefensensibilität, propriozeptive Wahrnehmung (die Wahrnehmung bestimmter Reize aus dem Körperinneren), Lage- oder Positionssinn (der Informationen über die Position des Körpers im Raum und die Stellung der Gelenke und des Kopfes liefert), Kraftsinn (der Informationen über den Spannungszustand von Muskeln und Sehnen liefert) oder auch Bewegungssinn (durch den eine Bewegungsempfindung und das Erkennen der Bewegungsrichtung ermöglicht wird).[36] Es geht dabei übereinstimmend um die Eigenwahrnehmung des Körpers. Der Eigenbewegungssinn vermittelt jedoch auch „jenes Freiheitsgefühl des Menschen, das ihn sich als Seele empfinden lässt."[37]

Der Gleichgewichtssinn dagegen vermittelt als Grundgefühl eine innere Ruhe und ein inneres Gleichgewicht. Dadurch können wir uns zugleich mit unserem Inneren in ein Gleichgewicht zur Außenwelt bringen.

In allen vier Sinnesbereichen ist die *Lebenskraft* das Element, die Energie, die alles durchstrahlt. Zieht sich die Lebensenergie zurück, kann sich weder das Freiheitsgefühl im Eigenbewegungssinn, noch die Ruhe und Ausgeglichenheit im Gleichgewichtssinn adäquat entwickeln.

Es kommt zu Entwicklungsstörungen, die durch eine Sanfte Schmetterlings-Babymassage leicht hätten vermieden werden können. Die Entwicklung und Schulung der leibbezogenen (unteren) Sinne, mit einem gleichzeitigem, geschulten Blick auf die Gesetzmäßigkeiten der Lebenskräfte, ist deswegen von fundamentaler Bedeutung für eine gesunde Entwicklung des Menschen und eine „Erziehung zur Freiheit."[38]

Entwicklungsstörungen

Bestimmte Reize der Umwelt können bewirken, dass sich die Lebensenergie zurückzieht. Als sichtbarer Ausdruck dieser Entwicklung sind verschiedenste Muskelkontraktionen deutlich zu sehen. Solche Reize und Einflüsse können vorgeburtlich (pränatal, lat. *prae=vor* und *natal=geburtlich*), während der Geburt (perinatal) oder in der Entwicklung nach der Geburt (postnatal) auftreten.

Starke pränatale Wirkungen, und damit potentiell geburtstraumatische Erfahrungen, sind: Das Kind ist unerwünscht, nicht gewollt und nicht willkommen in der Welt; die Mutter ist nicht mit Wärme und Behaglichkeit für das Kind da, weil sie in seelischen Schwierigkeiten wie etwa Depression oder Angst steckt; die Mutter ist permanent überlastet und voller Sorge; das Kind musste (per Saugglocke, Kaiserschnitt etc.) geholt werden; das Kind kam unter chemischer Dämpfung, unter Narkose der Mutter, zur Welt. Als Folge einer solchen Situation kann es sein, dass der betreffende Mensch später ein Grundgefühl in sich trägt, unerwünscht zu sein, keine Lebensberechtigung zu haben, nicht „dazuzugehören" oder erst etwas leisten zu müssen, um eine Lebensberechtigung zu haben.

Die Geburt selbst ist nicht nur für die Mutter, sondern auch für das Kind eine außerordentliche Situation, die mit Stress und einem extremen Wechsel der Lebensweise zu tun hat. Sie sollte deshalb so sanft und natürlich wie möglich für beide Seiten verlaufen. Dieser Aspekt wird noch immer von vielen Hebeammen, trotz „moderner" Ausbildung zu wenig beachtet.

Typische perinatale Einflüsse, die zur Kontraktion der Lebensenergie führen, können sein: zu kalte Umgebung, hochfrequente laute Geräusche (etwa von Instrumenten), grelles Licht, Injektionen, Augentropfen und andere körperliche Maßnahmen zur „Begrüßung" in der Welt, eine lieblose Umgebung und, als extreme Situation, die Trennung von der Mutter. Die Individualität des Kindes ist oft schon im Mutterbauch zu spüren. Das Kind bringt einen inneren Impuls mit, wann und wie es geboren werden will. Die Schwierigkeiten der Geburt, die Arbeit, sich durch die Enge des Mutterschoßes hindurch zu drehen, der Kampf ums Leben, können und wollen vom Kind gemeistert werden. Es will einen Widerstand überwinden und wird dadurch auch geprägt. Was aber geschieht bei einem Kaiserschnitt, der diesen natürlichen Weg in die Welt verhindert? Was geschieht, wenn die Mutter mit einer Peri-Dural-Anästhesie (PDA) praktisch ihren gesamten Unterleib betäubt, aus Angst vor dem Wehen-Schmerz und in der Hoffnung auf eine schmerzlose Geburt?[39] In der Folge reagieren Menschen auf Stress, Druck und Probleme mit innerem Rückzug, Willenslosigkeit und „wie betäubt." Es hat sich in der Praxis hundertfach bestätigt, dass Menschen mit derartigen „Rückzugsphänomenen" unter starker Anästhesie zur Welt gekommen sind. In Deutschland kommt derzeit etwa jedes dritte Kind per Kaiserschnitt zur Welt.[40]

Aus der großen Fülle der möglichen postnatalen Einflüsse, die zu einer Blockierung des Organismus und damit zu einem inneren Rückzug führen können, sei hier exemplarisch die Situation des Stillens geschildert. Beim Stillen vollzieht sich eine große Intimität und Verschmelzung zwischen dem Baby und der Mutter.

Wilhelm Reich hat nachgewiesen, dass es zwischen den Lippen des Babys und der Brustwarze der Mutter zu einer „orgonotischen Erstrahlung" kommt, was bedeutet, dass ähnlich wie bei einem Orgasmus ein intensivster Energiefluss und -austausch zwischen beiden „Energiesystemen" stattfindet. Die Veränderung im Gesichtsausdruck des Babys spricht für sich und das Kind ist dabei so durchwärmt und mit der Mutter „verschmolzen", dass keine „Erkältung" zu befürchten ist. Es bekommt mit der Muttermilch nicht nur alle lebensnotwendigen Stoffe zugeführt, sondern in gewisser Weise zugleich Liebe und Wärme als entscheidende Nahrung. Das setzt aber voraus, dass die Mutter sich entsprechend auf das Kind und diesen „Liebesakt" einlässt. Wenn sie abgelenkt ist, dabei redet, fernsieht, telefoniert, praktisch also gar nicht „dabei ist" und den Vorgang nur physisch geschehen lässt, dann findet die wirkliche Verbindung nicht statt. Gleiches tritt ein, wenn die Mutter während des Stillens innerlich mit starken Problemen oder mit Schmerz (z.B. beim Stillen selbst) beschäftigt ist, oder den Kontakt zum Kind als unangenehm empfindet. Noch extremer ist die Wirkung, wenn die Mutter „Signale" des Kindes nicht beachtet und Kontaktgrenzen überschreitet. Das tritt ein, wenn das Baby gerade keinen Kontakt möchte oder damit „fertig" ist, die Mutter das Kind aber für das eigene Gefühl weiter an sich presst und es nicht loslässt. Dann muss das Kind reflexartig künftig die Begegnung fürchten und vermeiden, sich innerlich dagegen wehren, und wird möglicherweise nicht mehr an der Brust trinken wollen.

Die Reaktion des Rückzugs (Kontraktion) oder des Sich-Öffnens (Expansion) innerhalb der Lebenskräfte ist eine reflexartige und keine bewusst gesteuerte. Wir können uns diese Reaktion sehr gut am Beispiel einer Schnecke klarmachen. Wenn die Schnecke weit aus dem Schneckenhaus gekrochen ist und gepiekt wird (was dem negativen Reiz entspricht), zieht sie sich kurzzeitig etwas zurück und kommt bald wieder heraus. Wird sie dann wieder gepiekt, zieht sie sich tiefer zurück und kommt nach etwas längerer Zeit erst wieder raus. Wiederholt sich dieser Vorgang dann noch mehrfach, zieht sich die Schnecke für sehr lange Zeit zurück und wird nur sehr langsam und zaghaft versuchen, irgendwann wieder rauszukommen. Wird sie dann sofort wieder attackiert, kann es sein, dass sie für immer im Schneckenhaus bleibt und darin zugrundegeht.

Ähnlich wie beim Bild der Schnecke ziehen sich die Lebenskräfte des kleinen Kindes bei zu starker oder zu oft wiederholter „Attackierung" reflexartig zurück, wovon das Kind selbst keinerlei Bewusstsein hat. Alle oben beschriebenen Signaturen einer gesunden Entwicklung können sich jetzt umdrehen: Die „Ausstrahlung" des Kindes verschwindet schnell, es wirkt ängstlich und zurückgezogen. Die strahlenden Augen werden matt und ausdruckslos, eine innere Unruhe und Unzufriedenheit, seltenes glückliches Lächeln und ein Grundgefühl von Angst, statt Urvertrauen, treten auf. Das Kind schläft eventuell nicht mehr so friedlich, glücklich und zufrieden ein und zeigt deutliche Anzeichen physischer Verspannung. Die Stirn, die Augenbrauen, der Mund und das Kinn sind angespannt, die Schultern angezogen, die Händchen zur Faust zusammengepresst. Statt Hingabe und Vertrauen entwickeln sich Ängstlichkeit und Zurückhaltung. Die gesamte Sinnesentwicklung verläuft anders und statt der beschriebenen Grundgefühle treten Angst, Unsicherheit, innere Unruhe und Unbehagen auf. Die deutliche Grenze zwischen innen und außen kann immer weiter verschwimmen und „aus dem Gleichgewicht fallen."

Dieser Rückzug bleibt unter Umständen lebenslang erhalten oder tritt in Stresssituationen als Reflex auf, obwohl die Umweltbedingungen längst andere sind. Der betreffende Mensch weiß nicht was eigentlich mit ihm los ist, erinnert nichts Bestimmtes dazu und versteht seine eigenen Reaktionen nicht. Entsprechende Entwicklungsstörungen, defizitäre Erlebnisse und Beschreibungen der Eltern und in der Schule sowie spätere Charakterbildungen überdecken schließlich das eigentliche und ursprüngliche Problem immer mehr.

Genau hier kann jedoch die Sanfte Schmetterlings-Babymassage ansetzen. Durch diese Massage können sich die Babys innerhalb kürzester Zeit wieder „wie eine Blume" (Eva Reich) öffnen, erneut Geborgenheit und Vertrauen fühlen und wieder „strahlen". Die Erwachsenen gewinnen dadurch einen neuen Zugang zu ihren Gefühlen und bilden ein vertieftes Urvertrauen aus.

Verarbeitung und Heilung von Entwicklungsproblemen

Keineswegs werden hier einfache Kausalzusammenhänge und Trauma-Theorien im Stil von: „wenn – dann" vertreten. Bezüglich vergangener Erlebnisse und Traumata ist es entscheidend, ob und wie wir diese verarbeitet haben. In der Sprache der modernen Psychologie: Nicht die historische Wahrheit ist maßgeblich für die unbewusste Steuerung, sondern die, die sich narrativ präsentiert.[41] Verarbeitung bedeutet ein bewusstes Durcharbeiten, Verstehen und Verwandeln der Erlebnisse im Denken, Fühlen und im Willen.

Konnten in der Situation oder in der nachträglichen Verarbeitung Gefühle zugelassen werden und sich verwandeln, so wurde das Erlebte auf der Gefühlsebene verarbeitet.

Beispiel: Wenn ein Kind bei einem Schmerz oder einer Enttäuschung wirklich „zuende" weinen darf und dabei vorsichtig getröstet wird, dann ist die Situation gefühlsmäßig verarbeitet; es bleibt kein unverarbeiteter „Gefühlsrest" übrig, der weiter weinen will. Lässt jemand den Trauerprozess, etwa beim Tod eines nahestehenden Menschen, vollständig zu und gibt dem Zeit und Raum, dann ist er irgendwann abgeschlossen und die Fühlkräfte müssen nicht weiter innerlich unerlöst kreisen.

Fand eine ganz bewusste gedankliche Auseinandersetzung und Klärung der Erlebnisse statt, so dass die Thematik wirklich verstanden und zu Ende gedacht wurde, dann ist das Erlebnis im Denken verarbeitet und kann ruhig und klar erinnert werden. Ein ewiges „Darüber-Grübeln" löst die Sache dagegen nicht auf und ist kein Ausdruck von ich-haft geführter Aufmerksamkeit. Konnten sogar neue, positive Erfahrungen mit der Thematik gemacht werden, so ist die Verwandlung bis in den Willen hinein vollzogen.

An wirklich verarbeiteten Erlebnissen und überwundenen Widerständen wachsen wir. Deshalb kann bei traumatisierenden Erlebnissen festgestellt werden, dass ein bestimmter Anteil von Menschen damit später keinerlei Probleme mehr hat, andere dagegen schon. Es kann durch Verarbeitung sogar zu einer Verstärkung der gesunden Disposition im Menschen kommen und die „Trotzmacht des Geistes", wie Viktor Frankl es nannte, ist als entscheidender Faktor mit einzubeziehen.[42]

Umgedreht schwächen unverarbeitete Erlebnisse und führen mit einer gewissen Vorhersagbarkeit zu späteren Problemen. Gefühle, die nicht zuende gefühlt werden konnten oder durften, kapseln sich ab und leben ein Eigenleben. Gedanken, die nicht verstanden und zuende gedacht wurden, leben im „Kopf" weiter und produzieren weitere Missverständnisse. Die unverarbeiteten Erlebnisse „laufen" im Inneren, wie in einer Art „Erinnerungskassette" (Eva Reich in Anlehnung an den früheren Kassettenrekorder) ständig weiter ab und schaffen spezifische Empfindlichkeiten. Sowie im Leben Situationen eintreten, die eine Ähnlichkeit mit ihnen haben, kommen die unverarbeiteten Gefühle in „Resonanz" und die bekannten Gedankenkreise laufen wieder ab. Es kommt zu völlig unangemessenen, übersteigerten Reaktionen, die praktisch nichts mehr mit der unmittelbaren Situation zu tun haben. Alles noch so sehr geübte oder konditionierte, neue und situationsbezogene Verhalten löscht nicht die innerlich ständig spielende Erinnerungskassette. Erst wenn die Situation neu erinnert und wiedererlebt wurde und die gedankliche und gefühlsmäßige Verarbeitung stattgefunden hat, kann adäquates Verhalten nachhaltig geübt, erprobt und integriert werden. Damit scheint der „normale" therapeutische Weg zur Bearbeitung ungelöster innerer Probleme skizziert zu sein. Doch geburtstraumatische Erfahrungen bilden eine Ausnahme.

Besonderheiten geburtstraumatischer Erfahrungen

Bei den beschriebenen geburtstraumatischen Erfahrungen handelt es sich um sogenannte frühe Störungen, die im präverbalen Bereich, also vor dem Spracherwerb, liegen und damit auf normalem Wege nicht erinnert werden können. Das Baby hatte praktisch keine Wahlmöglichkeiten und Hilfe zur Verarbeitung der Erlebnisse; es war diesen ausgeliefert. Die Art und Weise, *wie* und *in welcher Handlungsabfolge* etwas erlebt wurde, ist aber von entscheidender Bedeutung. Den Befund, dass der zu bewältigende oder eben unbewältigte sensorische Affekt des Säuglings nicht sprachlich gebunden ist, bestätigte wiederum die moderne Säuglingsforschung. Die „Erinnerungskassette" aus unverarbeiteten Erlebnissen, die in jedem von uns läuft, wurde physiologisch im Jahre 1996 von Daniel Stern[43] bestätigt. Der erschütternde Tatbestand besteht vor allem darin, dass die körperlich gespeicherten frühen Interaktionsschemata (RIGs) das Denken, Fühlen und Handeln des Menschen maßgeblich beeinflussen, ohne dass ihm dies jemals bewusst werden könnte.

Das hat zur Folge, dass diese Erfahrungen auch nicht durch verbale und mit normaler Erinnerung arbeitenden Methoden bearbeitet werden können. Da in psychotherapeutischen Standardverfahren ohnehin präverbale Kommunikation, die Arbeit mit Mimik, Gestik, Bewegung und mit Gefühlen weitgehend ausgespart bleibt, sind diese Probleme nur über körperorientierte Verfahren zugänglich und heilbar.

Der geschilderte funktionale Rückzug der Lebenskräfte und daraus resultierende Probleme in der Sinnesentwicklung lassen sich auf ‚psychologischem' Wege nicht lösen, denn es handelt sich um keine ‚psychologischen Probleme'. Die Sanfte Babymassage ist, in Verbindung mit den weiteren Methoden der sanften Bioenergetik[44], einer der effektivsten Wege, um diese Schwierigkeiten sachgemäß verändern zu können.

Noch ein weiterer wichtiger Zusammenhang ist zu bedenken. Die geschilderten Gefühls- und Gedanken-Probleme haben ihren „Sitz" im Empfindungs- oder Astralleib. Von dort aus wirkten und wirken sie weiter in den Ätherleib hinein, verändern diesen und schwächen die Lebenskräfte. Diese erstarren, ziehen sich nach innen zurück, fließen und pulsieren nicht mehr so, wie sie es in ihrem natürlichen, unblockierten Zustand tun würden. Die innere Durchwärmung lässt oftmals nach und die „implodierenden", sich zurückziehenden Lebenskräfte wirken erkältend und verhärtend. Der innere, reflexartige Rückzug der Lebensenergie wirkt ohnehin direkt auf die gesamte Leibesentwicklung. Da die Lebenskräfte ihrerseits wiederum plastisch-gestaltend in den physischen Leib hinein wirken, verändern sie diesen entsprechend. Der Ausdruck dieser Wirkungen sind körperliche Erkrankungen, funktionale Störungen und muskuläre Verspannungen, die Wilhelm Reich in ihrem funktionalen Zusammenhang als „Körperpanzer" beschrieben hat.[45]

Die Ausbildung und Funktion des „Körperpanzers" kann eindrucksvoll beim Baby beobachtet werden, aber auch im Selbstversuch. Man beobachte dazu einfach, wie der Körper reflexartig auf einen kräftigen Schmerz reagiert. Die Atmung wird angehalten, die Stirn spannt sich an, man beißt die Zähne zusammen, kontrahiert die Kinnmuskulatur, zieht die Schultern an, blockiert das Zwerchfell und die Bauchmuskulatur, kippt das Becken leicht zurück und spannt diverse Muskeln an. Dieser Reflex dient der Kontrolle und Unterdrückung des Schmerzes.

Mit dem gleichen Muster und noch weiteren spezifischen Funktionen wie „Schlucken", bestimmten Atemmustern, Halsversteifung etc., können sämtliche Gefühle kontrolliert und schließlich „weggedrückt" werden. Zugleich hört aber die Lebensenergie auf zu pulsieren, sie erstarrt und blockiert. Diese Funktion ist teilweise sinnvoll und notwendig als Schutz. Als Erwachsene können bzw. könnten wir damit selbständig entscheiden ob und in welchem Umfang wir in einer bestimmten Situation ein Gefühl zulassen wollen, oder eben nicht. Solange diese Funktion einmalig und nur für den jeweiligen Moment auftreten würde, wäre damit kaum ein Problem verbunden. Die beschriebenen Muster werden aber teilweise auch dann weiter aufrechterhalten, wenn die Situation äußerlich längst eine andere ist. Dann bilden sich chronische Blockierungen auf der muskulären und „energetischen" Ebene aus, die in ihrer Gesamtheit zum Schutz vor weiteren „Bedrohungen" dienen, ähnlich dem Rückzug der Schnecke in ihr Schneckenhaus. Dadurch werden ständig Gefühle und Emotionen unterdrückt, oft so stark, dass der betreffende Mensch diese schon gar nicht mehr bemerkt. Es kommt zum Gefühlsstau. Selbst wenn der Erwachsene später Gefühle zulassen möchte und seine emotionale Stauung bemerkt: Er kann sich dafür nicht mehr öffnen, hat darüber keine Kontrolle mehr, lebt wie in einem Käfig.

Eine nachhaltige und bis in frühe Probleme hinein wirksame Therapie muss daher die Ganzheit des Menschen beachten, wozu die Wiederherstellung des natürlichen Flusses und der Pulsation der Lebenskräfte ebenso gehört, wie die Auflösung der chronischen körperlichen Kontraktionen. Das Urbild für diese Ganzheitlichkeit ist wiederum das kleine Kind, sofern es seine natürlichen Impulse ausdrücken darf. Wenn ein solches Kind etwa weint oder lacht, können wir die Beobachtung machen, dass der gesamte Organismus weint oder lacht. Die Emotion ist echt, wirkt „ansteckend", ist vollständig mitfühlbar und drückt sich in voller Kraft aus. Die Lebensenergie fließt und pulsiert durch den ganzen Körper, durchwärmt und rötet diesen. Beim Weinen fließen Tränen, es sind entsprechende Töne zu hören, das ganze Gesicht, der Hals ist beteiligt, die Brust bewegt sich stark, es schluchzt, Zwerchfell und Bauchmuskulatur vibrieren, Arme und Beine zittern und bewegen sich entsprechend. Das Kind weint praktisch bis in die Finger- und Zehenspitzen, durch den gesamten Körper.

Beim blockierten Erwachsenen dagegen, sofern er überhaupt weinen kann und versucht, sein Gefühl zuzulassen, fließen ein paar Tränen, mehr oder weniger unterdrückte Töne sind zu hören, die Brust bewegt sich ein wenig und die restlichen Bewegungen sind unterdrückt. Er weint nicht mehr „ganzheitlich."

Was heilt?

Die Babymassage ist zweifellos eine der wirksamsten Methoden, um eine gesunde Entwicklung der Lebenskräfte zu fördern und die beschriebenen geburtstraumatischen Erfahrungen verarbeiten zu können. Es wäre jedoch falsch, der Massage an sich eine solche Wirkung zuzusprechen. Es kommt, wie immer, wesentlich darauf an, wie diese Massage ausgeführt wird und sogar von wem.

Ausführliche Studien zur Wirksamkeit psychotherapeutischer Schulen und Methoden haben erwiesen, dass kein Verfahren dem anderen überlegen ist. Weiterhin gilt als erwiesen, dass sich keine spezifischen Wirkfaktoren, die sich allein auf Theorien oder Methoden begründen, finden lassen.[46] Die Wirksamkeit hängt vielmehr von Faktoren im einzelnen Menschen selbst ab, zu denen vor allem die Beziehungsfähigkeit gehört. Intellektuelle Bildung, abgeschlossene Ausbildungen und Technik-Kenntnisse sind keine Erfolgsgaranten und selbst professionelle Therapeuten haben gegenüber Laien-Therapeuten keine Überlegenheit nachweisen können. Eine hilfreiche Zusammenarbeit zwischen Klient und Therapeut oder eben zwischen dem Massage-Gebenden und Massage-Empfangenden hängt vor allem mit einer vertrauensvollen, intensiven und einfühlsamen Beziehung zusammen, in der der Klient die Kompetenz des Helfers *erlebt*, sich verstanden, bedingungslos akzeptiert, motiviert und ermutigt fühlt. Der Mensch selbst und das, was sich in der Begegnung und Beziehung zwischen den Menschen abspielt, schafft die heilsame Wirksamkeit; Techniken und Methoden sind das Vehikel zur Vermittlung dieser Wirksamkeit.[47] Dabei spielt wiederum die „energetische" Ebene als Beziehungsrealität eine entscheidende Rolle. Die hier in aller Kürze und keineswegs schon umfassend beschriebenen Wirkfaktoren lassen sich deshalb nicht als Technik „herstellen", sondern müssen gelebte Wirklichkeit sein. Das erklärt, warum bei „korrekter" Anwendung der gleichen Methoden bei dem einen Therapeuten stets durchschlagende Heilerfolge eintreten, bei anderen dagegen selten oder nicht.

Bei der Anwendung der Sanften Schmetterlings-Babymassage kommt es deshalb entscheidend auf die Qualität des Kontaktes und der Beziehung, auf das Einfühlungsvermögen und die emotionale Echtheit an. Damit sind wiederum genau jene Qualitäten beschrieben, die entscheidend für die Entwicklung des Babys und kleinen Kindes sind. Ohne diese Qualitäten ist die Babymassage keine wirkliche Babymassage.

In der modernen Ausbildung von Hebammen wird in den meisten Schulen die Babymassage, sogar manchmal die „Sanfte Babymassage" nach Eva Reich, vermittelt. In Seminaren mit Hebammen zu natürlicher Geburt und Babymassage habe ich jedoch immer wieder festgestellt, dass die Massage lediglich als Technik vermittelt wurde, ohne eine Thematisierung der notwendigen einfühlsamen Stimmung und Kontaktqualitäten. Nachdem die Hebammen selbst die Wirkung der Sanften Babymassage in sich erlebt hatten, berichteten sie regelmäßig darüber, dass ihnen jetzt erst die Dimension im Baby selbst klargeworden sei. Es wurde ihnen bewusst, welche Wirkung die Geburtsprozesse und nachgeburtlichen Einflüsse auf das Baby haben und dass sie diese bisher kaum oder gar nicht beachtet hatten. Sie nahmen sich daraufhin vor, in ihre hilfreiche Tätigkeit, die bis dahin fast ausschließlich auf das Wohl der Mutter ausgerichtet war, auch das Kind mit einzubeziehen.

Die Untersuchung der Wirkfaktoren einer heilsamen Beziehung zwischen zwei Menschen lässt sich im tiefsten Kern als Liebesbeziehung beschreiben. Allerdings handelt es sich um eine überpersönliche Liebe zum Menschen und zum Lebendigen, vergleichbar der Mutterliebe. Diese Liebe will nichts für sich selbst, ist bedingungslos und freilassend. Sie ist nicht fertig gegeben und schon vorhanden, sondern muss erst hervorgebracht werden. Bei allen „großen" Persönlichkeiten der Therapieszene, die ich erleben durfte, habe ich diese Menschenliebe in erheblichem Maße erlebt. Durch die Wirklichkeit dieser Liebe und die daraus resultierende Tiefe der Begegnung können heilkräftige Wesen einwirken, ohne die letztendlich kein Heil-Werden möglich ist.

Das Potential des Lebendigen

Das Lebendige ist eine ungeheure Kraft, die tatsächlich Berge versetzen kann. Es lässt sich nicht dauerhaft unterdrücken und sucht sich immer seinen Weg. Wer die Kraft des Wassers an großen Wasserfällen, in Flüssen oder im Meer erlebt hat, wer gesehen hat, wie die Wachstumskräfte von Pflanzen ganze Betonplatten anheben und durchlöchern oder wer die elementare Kraft von Tieren beobachten konnte, weiß von den Lebenskräften in der Natur. Auch Menschen in Notsituationen, etwa Ertrinkende, entwickeln ungeheure Kräfte, die jedoch auch sonst eher schlummernd immer da sind. Wer die Kraft der Begeisterung kennt, mit der man tagelang fast ohne Schlaf tätig sein kann, kann von dieser Erfahrung zeugen. Das trockene Denken unseres Alltagsbewusstseins dagegen, der Intellekt, wirkt innerlich lähmend, erschöpft und verhärtet uns. Das empfand schon Nietzsche in seiner fundamentalen Kulturkritik und versuchte deshalb das ‚Dionysische' Lebensprinzip in unsere Kultur zurückzuholen.[48] Lebendiges Denken, künstlerische Betätigung, Tanz, Eurythmie, interessiertes Mit-Fühlen und selbstbestimmte Tätigkeit, mit Begeisterung und Hingabe, wirken erfrischend, entspannend und öffnen uns: für die Welt und uns selbst. Damit ist auch ausgesprochen, dass es letztlich darum geht, zu sich selbst vorzudringen und zu dem zu werden, was wir im innersten Wesenskern als einzigartiges Wesen tatsächlich sind. Wilhelm Reich formulierte das Ergebnis seiner Suche nach den Quellen des Lebens so:

> Liebe, Arbeit und Wissen sind
> die Quellen unseres Lebens.
> Sie sollen es auch beherrschen.[49]

Die Liebe ist in diesem Zusammenhang eine ganz besondere Kraft, von der in der Zukunft viel abhängen wird. Sie ist einerseits eine „in der Denkbetätigung selbst dahinfließende Kraft, welche Kraft der Liebe in geistiger Art ist."[50] Sie kann im lebendigen, spiritualisierten Denken ebenso erfahren werden wie im tief geöffneten Herzen. Andererseits ist die Liebe eine Kraft, die mit der Erweckung eines gewaltigen Kraftzentrums im Menschen zu tun hat. Diese mächtigste Manifestation schöpferischer Kraft im menschlichen Körper heißt Kundalinikraft und hat mit den Geschlechtskräften des Menschen zu tun.[51] Sie schlummert bisher noch im Menschen und wird künftig immer mehr Bedeutung bekommen in Gestalt dessen, was im menschlichen Herzen lebt. Steiner beschrieb dazu:

> Das menschliche Herz wird wirklich jenes Kundalinifeuer in sich haben. Der Mensch wird dann durchdrungen sein von einer besonderen Kraft, die in seinem Herzen leben wird, so dass er nicht mehr unterscheiden wird sein eigenes Wohl von dem Wohle der Gesamtheit. Der Mensch wird von dem Kundalinilicht so durchdrungen sein, dass er das Prinzip der Liebe als seine ureigenste Natur haben wird.[52]

Das schöpferische Potential der Lebenskräfte kann bei jedem Kind erlebt werden. Es ist unaufhörlich interessiert, hingegeben und schöpferisch tätig, ohne vordergründigen Nutzen. Bei genauerer Betrachtung kann man nur ehrfürchtig staunen, welche ungeheuer weisheitsvollen Kräfte im Kind tätig sind. Bereits Wilhelm Reich und Alexander Sutherland Neill (1883-1973) hatten die natürliche

Selbstregulierung des Organismus bei Kindern untersucht und dabei erstaunliche Entdeckungen gemacht. Daraus entstand für beide die Frage, was überhaupt die Kriterien für ein gesundes Kind sind und was gesunde Kinder aus sich heraus alles leisten könnten.[53]

In einem Gespräch zwischen Rudolf Steiner und dem Heilpädagogen Franz Löffler am 6. Juli 1924 erwähnte Steiner, dass es eine Aufgabe sei, eine neue Psychologie zu schaffen, die jedoch keine neue Lehre, sondern „eine spirituelle Betätigung" werden solle. Ein Ergebnis dieser neuen Psychologie werde es, so Steiner, sein, dass man „ein anderes Verhältnis zu den Kindern" bekomme und erkennen könne, „was diese Kinder aus ihrer seelischen Beschaffenheit heraus alles leisten können, was alles mit ihnen erreicht werden könnte."[54]

Lebensfördernde und lebensschwächende Einflüsse

Es lassen sich im Alltag unschwer lebensfördernde und lebensschwächende Einflüsse feststellen. Fremdbestimmte Arbeit, weitgehend passive Betätigungen (wie Fernsehen), sinnlose Beschäftigungen oder Süchte aller Art führen zur Schwächung der Lebenskräfte und zur Zerstörung unserer Aufmerksamkeitskraft. Jede schöpferische, hochkonzentrierte und zielgerichtet ausgeführte, ich-hafte Betätigung, die als sinnvoll und gewollt erlebt wird, stärkt die Lebenskräfte. So wie Muskeln benutzt und trainiert sein wollen und sich ansonsten abbauen, so müssen auch die schöpferischen Lebenskräfte benutzt und geübt werden. Sie lassen sich nicht konservieren oder wie auf einem Festgeldkonto parken. Entweder sie werden schöpferisch benutzt, was ihrem Wesen entspricht, oder sie werden herabgelähmt und verstärken das Ego, das innere Eigenleben. Daraus wird auch ersichtlich, dass Gesundheit und Lebendigkeit keine statischen Zustände sind, sondern dauerhaft gepflegt werden müssen.

In der Entwicklung des Kindes werden die schöpferischen Lebenskräfte in einem hohen Maße zunächst zum Aufbau des Leibes, zur Entwicklung des Denkens und tausender Fähigkeiten benutzt. Die Pflege und Entwicklung des Lebendigen braucht die schöpferische Betätigung, aber auch den Kontakt mit dem Lebenskräften aus der Natur. In diesem Zusammenhang spielen gesunde Ernährung aus „lebendigen" Bio-Produkten, Licht, gesunde Luft, vitales Wasser und andere Energieträger eine große Rolle. Natürlich wollen diese Kräfte auch im Körper bewegt werden und sich im ganzen Menschen, im Denken, Fühlen und Wollen sinnvoll ausdrücken. Selbstverständlich gehören zu einer gesunden Entwicklung der Lebenskräfte auch der ausreichende Schlaf, der den Kindern oft fehlt, und die rhythmische Gliederung des Tagesablaufes, worauf hier lediglich verwiesen wird.[55]

Im Laufe der Biografie werden nach und nach immer mehr schöpferische Kräfte „arbeitslos" und sinken ab ins Ego. Ungefähr ab dem 35. Lebensjahr werden aus dem Leib selbst immer mehr Lebenskräfte frei, die potentiell für neue Betätigungen zur Verfügung stehen. Der Mensch lebt jetzt aus dem heraus, was er sich selbst erarbeitet hat und weiter innerlich erschafft. Das Ich des Menschen ist „Selbstversorger" und kann nicht „von außen" entwickelt werden. Die Substanz des Ich, der tiefste Wesenskern des Menschen, ist nicht Libido (wie Freud meinte), sondern unsere schöpferische Aufmerksamkeit, die aus der Lebensenergie „gespeist" wird. Die Schulung der Aufmerksamkeit, Achtsamkeitsübungen, das warme Interesse an der Welt und am Mitmenschen, die Begeisterungsfähigkeit, künstlerische Betätigung und Meditation sind jetzt die Mittel, die notwendig sind, um gesund und entwicklungsfähig bleiben zu können.[56] Sie führen zur Stärkung unseres Ätherleibes und schaffen frische, junge Kräfte. Keineswegs sind solche Übungen oder die Meditation ein spiritueller Luxus oder Zeitvertreib. Sie sind heute eine seelenhygienische Notwendigkeit.

Die Schulung der Aufmerksamkeit ist für den erwachsenen Menschen *der* Schlüssel zur Stärkung der Lebenskräfte und zur inneren Entwicklung. In seinem Vortrag *Nervosität und Ichheit* beschrieb Rudolf Steiner die „Schwächung des Ätherleibes durch die Zeitkultur und durch das Treiben von Dingen ohne Interesse" und charakterisierte: „Je mehr der Mensch treiben muss von dem, was ihn nicht interessiert, desto mehr schwächt er seinen Äther- oder Lebensleib."[57] Die Schwächung der Lebenskräfte wiederum führt dazu, dass der ätherische Leib „den physischen Leib nicht mehr vollständig dirigieren kann." Dadurch kommt es dazu, „dass auch gewisse Krankheitsformen, die ja in Dingen begründet sein können, gegen die zunächst nichts zu machen ist, ganz anders verlaufen würden, wenn der Ätherleib eben stärker wäre, als sie verlaufen bei dem geschwächten

Ätherleib, der geradezu ein Kennzeichen des gegenwärtigen Menschen ist."[58] Steiner schildert im gleichen Vortrag, dass die Stärkung des Gedächtnisses und vor allem das regelmäßige Üben den Ätherleib wesentlich stärken können und beschreibt dann sieben Übungen zur weiteren Stärkung der Lebenskräfte.[59] Das Ziel der Übungen besteht darin, selbstbestimmt leben zu können und Herr im eigenen Hause zu werden, im Leib und im Bewusstsein. Eine einfache Konzentrationsübung, wie etwa die Vorstellung eines bestimmten Dreiecks für fünf Minuten ohne Nebengedanken, kann zeigen, wie schwierig es ist, die Aufmerksamkeit ohne Ablenkungen zu führen. Zur Lösung dieser Problematik helfen keine noch so klugen Ratschläge und Theorien, sondern nur eine entsprechende Praxis und Betätigung.[60]

Den Zusammenhang zwischen Aufmerksamkeitsschulung und der Stärkung der Lebenskräfte brachte Steiner folgendermaßen auf den Punkt: „Aufmerksamkeit zu verwenden auf das, was man tut, heißt immer, seinen inneren Wesenskern mit seinem Tun in innigen Zusammenhang zu bringen. Alles das, was unseren innersten Wesenskern in Zusammenhang mit dem bringt, was wir tun, stärkt unseren Äther- oder Lebensleib, und wir werden dadurch gesündere Menschen."[61]

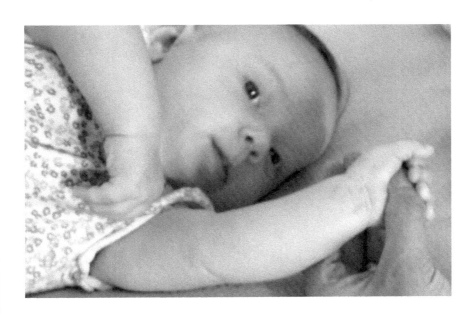

Die Schulung der Aufmerksamkeit und Entwicklung unseres inneren Wesenskerns setzt jedoch bis zu einem gewissen Grade voraus, dass der physische Leib innerlich ergriffen wurde, die Lebenskräfte frei und ungehindert fließen können und keine grundlegenden Entwicklungsstörungen vorliegen. Meditieren ist die Betätigung, die den menschlichen Geist wieder mit dem Göttlichen verbindet und unter kontrollierten Bedingungen aus dem Leib herausführt. Wer aber nicht richtig in seinem Leib drinsteckt, kommt auch nicht problemlos aus ihm heraus. Eine gesunde Geburt als Startsituation schafft die leibliche Grundlage, um aus dem inneren Hafen heraus und auf eigenem Grunde stehend seine Ich-Entwickelung vollziehen zu können.

II. Einführung in die Sanfte Schmetterlings-Babymassage (nach Eva Reich)

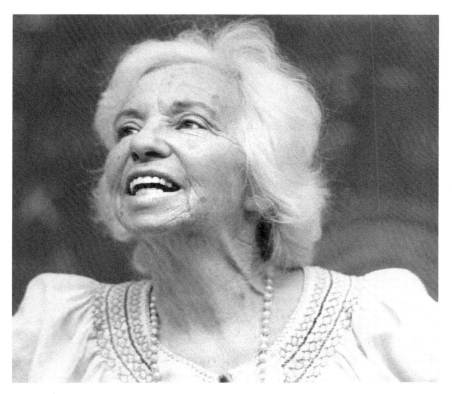

Eva Reich

Die Entwicklung der Sanften Schmetterlings-Babymassage durch Eva Reich

Die hier vorgestellte Form der Sanften Babymassage ist von Eva Reich, zusammen mit Amelie D. Auckett, entwickelt worden.[62] Dr. Eva Reich (27. April 1924 - 11. August 2008) war Ärztin, Geburtshelferin und originäre Therapeutin. Sie wurde 1924 als erstes Kind von Wilhelm Reich und seiner Frau Annie, geb. Pink, geboren. Von ihrem Vater, dem Psychoanalytiker und Begründer der heutigen

Körpertherapien und der Bioenergetik, lebte Eva seit etwa ihrem achten Lebensjahr getrennt. Auf Wunsch ihrer Mutter absolvierte sie in den USA ein Medizinstudium, das sie 1949 abschloss und arbeitete anschließend im New York Harlem Hospital. Erst nach ihrem Studium löste sie sich vom Einfluss ihrer Mutter, versöhnte sich mit ihrem Vater und wurde 1950 dessen Mitarbeiterin im „Orgonomic Infant Research Center", wo man unter anderem erforschte, wie frühkindliche Störungen, sogenannte charakterliche „Panzerungsprozesse", bei Säuglingen vermieden werden können. Sie sammelte in den folgenden Jahren viele Erfahrungen in der klinischen Arbeit mit Müttern und Babys, setzte dabei Methoden der „Sanften Bioenergetik" ihres Vaters ein und entwickelte diese weiter. In ihrer Landarztpraxis in Maine, USA, betreute sie später auch viele Hausgeburten und setzte sich für eine „sanfte Geburt" nach Frédérick Leboyer[63] und Michel Odent[64] ein. Während dieser Zeit reiste sie mit dem Wohnmobil durch die USA, um die amerikanische Landbevölkerung über Möglichkeiten der Empfängnisverhütung aufzuklären.

Eva Reich studierte eingehend die natürlichen Geburtsabläufe und die Entwicklung der frühen Mutter-Kind-Bindung. Durch ihre bioenergetische Behandlungspraxis konnten Komplikationen vor und während der Geburt weitgehend vermieden und die präventiven Möglichkeiten erheblich erweitert werden. Mit ihrer Sanften Schmetterlingsmassage konnte sie muskuläre Verspannungen und Kontraktionen des Energiefeldes der Babys effektiv wieder auflösen, was ihr vor allem in der Behandlung sogenannter „Schreibabys" sehr half.[65] Ihr Vater hatte zuvor erkannt, dass sich die „Schreibabys" vor allem deshalb körperlich verkrampfen, weil der Kontakt zwischen Mutter und Kind gestört ist. Die Sanfte Schmetterlingsmassage konnte dabei wiederum helfen, die Eltern-Kind-Verbindung (heute unter „Bonding" allbekannt) zwischen der Mutter und dem Kind wieder herzustellen.

Ab etwa 1974 fing Eva Reich an, ihre Erfahrungen weltweit in unzähligen Workshops zu vermitteln. Die später auch in Deutschland eingerichteten sogenannten Schreibaby-Ambulanzen gehen auf ihre Initiative zurück. Mit der australischen Kinderkrankenschwester Amelia D. Auckett entwickelte sie 1977 eine spezielle Reihenfolge und Technik von Massagegriffen, um die Massage methodisch leichter und klar gegliedert vermitteln zu können. Sie ist inzwischen weit

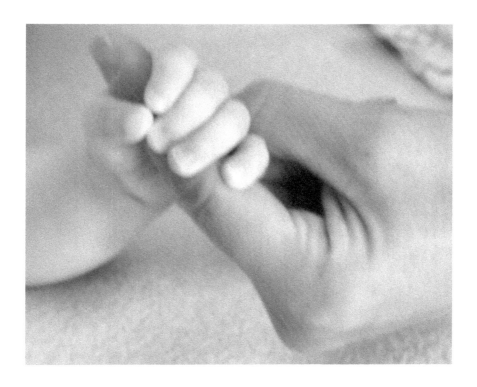

bekannt unter dem Namen „Schmetterlings-Babymassage" oder „Sanfte Babymassage." Heidrun Mössner hat über Eva Reich den Dokumentarfilm *Ich bin ein Doktor auf Expedition* gedreht, der im Jahr 2004 auf der Berlinale gezeigt wurde.[66] Von 1985 bis 1989 besuchte Eva Reich einige Male die ehemalige DDR. Unter dem „Schutzschild" der Kirche und durch die Organisation und Vermittlung des Autors dieses Buches konnte sie dort ihre Arbeit vorstellen und unterrichten. Sie gab Workshops in Sanfter Bioenergetik[67], vermittelte Methoden wie „Emotionelle Erste Hilfe"[68], Passive Polarity[69], Vegetotherapie[70], das Wiedererleben von Geburtssituationen[71] und natürlich ihre Sanfte Schmetterlings-Babymassage. In Workshops mit Hebammen und Chefärzten von Geburtskliniken, unter anderem in der Charité Berlin, konnte sie die Methodik der natürlichen Geburt vermitteln.

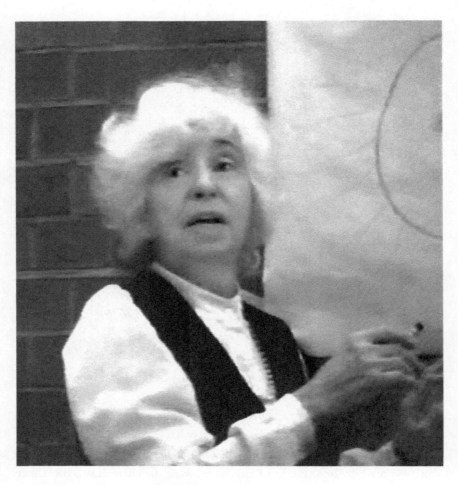

Eva Reich beim Vortrag in der Kirche im Fennpfuhl 1988

Zum Wesen der Babymassage

Die Sanfte Schmetterlings-Babymassage besteht aus sanften Berührungen der Eltern (oder anderer Personen) am Kind. Es ist absolut notwendig, sich in die entsprechende „Baby-Stimmung" zu versetzen und sich Zeit zu nehmen, die innere Ruhe und Zugewandtheit aufzubauen, um sich dann tief aufeinander einzulassen. So kann zwischen den Eltern und dem Kind eine innige Verbindung und Liebe entstehen, die unter die Haut geht.

Das Kind spürt die entsprechende Stimmung auf allen Ebenen: seelisch, in den Lebenskräften und im Körper. Deshalb muss die Babymassage auf allen drei Ebenen praktiziert werden. Seelisch braucht sie die beschriebene liebvolle Zuwendung. Die innere Ruhe und Ausgeglichenheit der oder des Massierenden überträgt sich dabei auf das Baby. Die Lebenskräfte werden „berührt", gestreichelt und in Fluss gebracht. Der direkte, aber schmetterlingsleichte Hautkontakt löst durch entsprechende sanfte Bewegungen die Kontraktionen. Da die Haut als das größte Organ des Menschen tausende von Nervenenden mit allen Organen und Geweben des Körpers verbindet, kann über die Haut der gesamte Mensch positiv beeinflusst werden. Das Empfindungsnetz der Haut als Grenzorgan wird neu gespannt und vervollständigt, so dass die Grenze zwischen innen und außen neu erlebt werden kann. Ein Gefühl des ganzen Körpers, der Behaglichkeit und inneren Ruhe kann sich wieder bilden.

Eva Reich formulierte oft: „Die Babys öffnen sich wieder wie eine Blume." Zugleich wird die Bindung zwischen Eltern und Kind vertieft, wodurch eine gesunde Entwicklung in erstaunlichem Maße gefördert wird. Forschungen haben gezeigt, dass die Sanfte Schmetterlings-Babymassage das vegetative Nervensystem des Babys stabilisiert, zur Ausschüttung des körpereigenen Bindungshormons Oxytocin führt, entspannend wirkt und dadurch die gesamte körperliche und seelische Entwicklung des Babys fördert.

Hilfe für die Eltern und die hilflosen Männer

Auch für die Eltern oder die jeweiligen Massage-Gebenden wirkt die Massage entspannend, bietet eine Ruhezeit vom Alltagsstress, schafft eine besondere Nähe und den inneren Kontakt zu Gefühlen, die sonst im Alltag kaum vorkommen. Die Sanfte Babymassage kann nicht nur für Babys, sondern auch für Erwachsene gegeben werden. Beziehungsprobleme zwischen den Partnern können durch die Babymassage oft auf einfache und tiefgreifende Weise gelöst werden. Es kommt häufig vor, dass sich die Männer nicht nur in Bezug auf das Geburtsgeschehen,

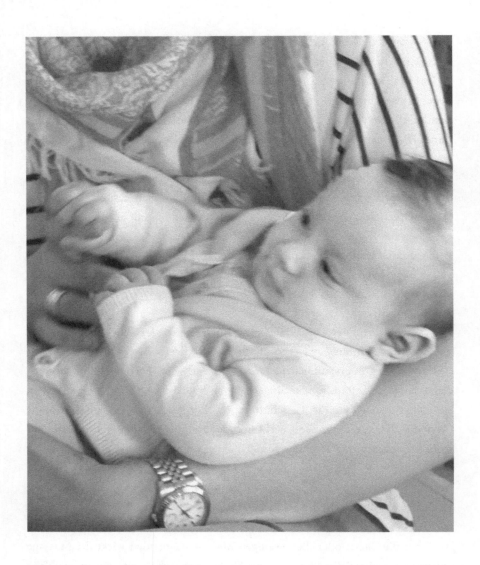

sondern auch später hinsichtlich der Beziehung zwischen Mutter und Kind hilflos fühlen. Sie können nicht mitfühlen was da geschieht, fühlen sich außen vor und abgehängt, vermissen die Zuwendung der Frau, die jetzt ganz mit dem Baby beschäftigt ist und sind manchmal eifersüchtig auf das Kind, das genüsslich an der Brust der Mutter trinkt. Durch die Babymassage kann besonders der Mann an das „energetische Feld" zwischen Mutter und Kind mit angeschlossen werden. Er kann sich, durch das Erleben der Babymassage an sich selbst, für die Gefühle öffnen, die ihm vorher verschlossen waren und durch das Geben der Babymassage diese Verbindung zum Kind und zur Mutter herstellen. Auf diese Weise kann ein gemeinsamer Strom der Liebe untereinander und zum Kind geschaffen werden.[72]

Anwendungsgebiete der Sanften Schmetterlings-Babymassage

Die Massage kann in folgenden Bereichen angewendet werden:

Bei Schwangeren und werdenden Eltern und in der Geburtsvorbereitung
Die werdenden Eltern können ihre liebevolle Verbindung zum ungeborenen Kind vertiefen, sich auf das Kind einstimmen und ihr Herz für das Kind öffnen. Die Schwangere kann sich körperlich entspannen, den inneren Kontakt zum Ungeborenen verstärken und sich so optimal auf eine natürliche Geburt vorbereiten. Die Massage sollte zu jeder Geburtsvorbereitung dazugehören und kann bei vorzeitigen Wehen, Konflikten und Geburtsängsten sehr helfen.[73]

Bei Babys
Die Massage ist grundsätzlich für Säuglinge unmittelbar nach der Geburt und zur Begleitung im ersten Lebensjahr geeignet. Besonders für Neugeborene nach einer schwierigen Geburt oder einem kompliziertem Start ins Leben leistet die Massage wertvolle Dienste. Geburtskomplikationen wie Kaiserschnitt, Frühgeburten oder (z.B. medizinisch unvermeidlichen) Trennungen von den Eltern werden verarbeitet und deren energetische Folgen aufgelöst. Das Baby wird bei seinem Ankommen in der Welt unterstützt, es wird Interesse an der Welt geweckt und die emotionale Bindung und Beziehung zur Mutter gestärkt. Beim Neugeborenen können die Nachwirkungen des Geburtsdrucks, die Anstrengungen der Geburt und erste kleine Kontraktionen innerhalb weniger Massagen vollständig gelöst und das innere Gleichgewicht gestärkt werden. Regulationsstörungen des Babys wie innere Unruhe, Koliken, ständiges Weinen und Schlafstörungen kön-

nen sich auflösen; Entwicklungsstörungen und -behinderungen werden vermieden oder gelindert.

In der Geburtsnachsorge
Wochenbettkrisen der Mutter, Probleme zwischen den Eltern und dem neugeborenen Kind und Stillprobleme sind typische Anwendungsmöglichkeiten nach der Geburt, in denen sich die Massage immer wieder bewährt hat. Die Mutter kann sich dadurch selbst tief entspannen, den Stress der Geburt abbauen und sich für ihre Liebe zum Baby öffnen.

Hebammen berichteten mir wiederholt, dass die Babymassage von den Müttern mit größter Dankbarkeit angenommen wurde. Sie sollte deshalb fester Bestandteil der Geburtsnachsorge sein.

In der Familie zur Verbesserung des familiären Klimas
Emotionale Probleme nach der Geburt, Stresssymptome und Beziehungsprobleme können sich durch die emotionale innere Öffnung bei der Babymassage und durch den neu entstehenden tiefen Kontakt zueinander oft auflösen.

Die Beziehung zum Kind wird vertieft und es entsteht eine intensive Verbindung auf der „energetischen" (ätherischen) Ebene. Die schon beschriebenen spezifischen Probleme der Männer, die sich manchmal ausgeschlossen oder eifersüchtig fühlen, können gelöst und ein gemeinsames Band der Liebe geschaffen werden.

In der Therapie
Grundsätzlich hilft die Massage dabei, einen tieferen Kontakt zu den eigenen Gefühlen herzustellen und das „innere Kind" wieder leben zu lassen. Gefühlsbereiche wie Geborgenheit, inneres Vertrauen und „Sich-angenommen-Fühlen" werden wieder freigelegt und integriert.

Besonders nach körperorientierter therapeutischer Arbeit mit frühen Störungen ist die Sanfte Schmetterlings-Babymassage ein ideales Instrument zur Integration des Erlebten. Geburtstraumata und andere präverbale Probleme können dadurch besser verarbeitet und verwandelt werden. Bei innerlich stark zurückgezogenen Menschen wirkt die Massage öffnend und lösend.

Nach Stress- und Schocksituationen und als allgemeine Lebensbegleitung
Die Sanfte Schmetterlings-Babymassage gehört zum festen Instrumentarium der Emotionellen Ersten Hilfe. Schocksituationen und extremer Stress führen meistens zu Kontraktion und Erstarrung der Lebenskräfte. Der Ätherleib ist teilweise etwas herausgelöst und nicht mehr harmonisch gegliedert.

Durch die Babymassage werden die Lebenskräfte wieder balanciert, in Fluss gebracht und ein Gefühl des inneren Heil-Seins wird geschaffen. Die abgekapselten, blockierten Bereiche werden wieder in den Gesamtorganismus integriert und herausgelöste Kräfte wieder eingebunden. Diese Wirkung ist für viele Menschen als allgemeine Lebensbegleitung von großem Wert, so dass Freunde, Kollegen oder Partner sich die Massage regelmäßig geben sollten.

Unter Partnern zur Vertiefung der Beziehungsebene
Beziehungsprobleme und Differenzen bestehen nicht nur aus zu klärenden inhaltlichen Aspekten, sondern enthalten immer auch eine emotionale und ätherisch-energetische Seite. Durch die Babymassage können Partner sich tiefer aufeinander einlassen, emotionale Probleme regelrecht „schmelzen" lassen und dadurch ihre Verbindung auf der Ebene der Lebenskräfte vertiefen. Der Blick und das Mitfühlen für den Partner oder die Partnerin werden auf diese Weise wieder neu hergestellt.

Wo und wie kann die Massage gelernt werden?

Grundsätzlich lernt man eine Massage am besten dort, wo sie gepflegt wird und nicht nur aus dem Buch. Massage lernt man durch Massage. Es empfiehlt sich daher, wenigstens einmal einen Kurs zur Sanften Schmetterlings-Babymassage mitzumachen oder sie sich bei anderen Müttern anzusehen und zeigen zu lassen. Es ist aber möglich, sich weitgehend die einzelnen Massagebewegungen und den Ablauf aus den folgenden Beschreibungen selbst beizubringen. Da die gegenseitig gegebene Babymassage eigentlich nicht erfunden oder ausgedacht, sondern dem Leben selbst entnommen ist, können vor allem Mütter die Bewegungen auch intuitiv finden und bei anderen Müttern sehen. Dabei sollte man vor allem seinen

Händen und dem Gefühl vertrauen und weniger die gedanklichen Vorstellungen über Babymassage zu verwirklichen suchen. Die „höheren Weihen" der Massage als Massage-Kunst wird man jedoch nur erreichen, wenn diese durch kompetente Anleitung und Korrektur begleitet und viel angewandt wurde.

Idealerweise lernt man die Babymassage in folgenden Schritten. Zu Beginn sollte die Massage einmal an sich selbst und einmal durch Zuschauen miterlebt werden. Das kann in einem Seminar (von zwei bis drei Stunden) oder bei praktizierenden Menschen stattfinden. Danach werden die drei Bewegungsarten geübt. Zuerst das sanfte Streichen (immer von oben nach unten und von innen nach außen), leicht wie die Berührung eines Schmetterlingsflügels. Dann die Schüttelungen der Muskeln, deren Intensität so sein soll, dass eine Form aus Pudding zwar kräftig wabbelt, aber nicht kaputt geht. Zuletzt die kleinen Kreisungen mit den Fingerspitzen. Man kann die Intensität auf dem eigenen (nie bei anderen!) Augenlid ausprobieren, indem man dieses mit kleinen Kreisungen massiert. Dabei sollte die Haut zwar berührt, aber nicht verschoben werden.

Für den gesamten Ablauf der Babymassage ist es sinnvoll, sich nun die Anleitung einmal gründlich durchzulesen und sich dabei die einzelnen Bewegungen und Körperbereiche klarzumachen.

Dann folgt die praktische Erprobung, die idealerweise zunächst bei einem Erwachsenen erfolgen sollte. Am besten lässt man sich Schritt für Schritt anhand der Anleitung durch die Massage führen. Entweder jemand sagt einem die Schritte an, oder man liest sie vom Anleitungsblatt (siehe Kapitel III) ab. Später sollte die Bildanleitung ausreichen. Die einzelnen Schritte kann man sich auch gut einprägen, indem diese in der Vorstellung vollzogen werden und man versucht, die Reihenfolge vollständig vorstellen zu können. Mit dem Anleitungsblatt kann man sich immer wieder selbst korrigieren.

Nach einer oder mehreren Erprobungen sollte man sich trauen, die Massage ohne das Anleitungsblatt durchzuführen. Es ist nicht weiter problematisch, wenn zunächst einzelne Schritte vergessen werden oder in anderer Reihenfolge stattfinden. Wichtig ist es, die Massage immer mit dem verbindenden Streichen zu beenden. Nach der Praxis kann wieder die Selbstkorrektur anhand des Anleitungsblattes erfolgen. Wird die Massage sofort am Baby erprobt, dann müssen die „Signale" des Babys gut beachtet werden. Ist dem Baby die Massage zunächst

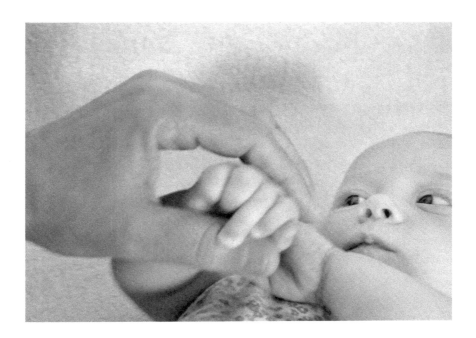

unangenehm oder zu lang, dann entsprechend abkürzen und mit dem verbindenden Ausstreichen beenden. Das Ausstreichen allein ist zugleich die kürzeste, aber eine durchaus akzeptable Form der Massage.

Nachdem der gesamte Ablauf der Massage verinnerlicht ist und ohne große Mühe durchgeführt werden kann, empfiehlt es sich, nochmals eine oder mehrere Massagen unter dem Blick einer erfahrenen Person durchzuführen, um kleine Fehler, die sich fast immer einschleichen, korrigieren zu können.

Was tun, wenn das Baby nicht will?

Wir dürfen grundsätzlich davon ausgehen, dass jedes Baby das Bedürfnis nach Zuwendung, sanfter Berührung und Kontakt zur Mutter hat. Dieses Bedürfnis mag durch eine momentane Befindlichkeit gerade nicht da sein, zum Beispiel wenn das Kind Hunger hat oder durch Verdauungsprobleme, Blähungen etc. aus dem inneren Gleichgewicht fällt. Durch bestimmte Umstände kann es aber sein, dass das Baby den Kontakt zur Mutter, das Trinken an der Brust oder die sanfte Massage ablehnt.

Die möglichen Ursachen sind vielfältig: Das Baby wurde nach der Geburt von der Mutter separiert, war später allein und weinte ewig, ohne dass jemand kam um es zu trösten, oder, beinahe noch schlimmer, es wurde nicht mehr freigelassen, nachdem es gerade genug vom engen Kontakt mit der Mutter hatte und immer weiter festgehalten. In letzterem Falle wird unter Umständen künftig der Kontakt zur Mutter als Bedrohung und Enge erlebt und es läuft, auf der Ebene der Lebenskräfte, die Befürchtung ab, es könnte wieder erdrückt werden. Im ersteren Falle hat sich vielleicht die Lebensenergie zurückgezogen und von der Umgebung getrennt, so dass das Baby nach dem Muster lebt: Ich brauche niemanden und schon gar keinen zärtlichen Kontakt. So wird die Situation „erträglicher", jedoch mit verheerenden Folgen für die weitere Entwicklung.

Ich habe in meiner Praxis häufig Fälle erlebt, bei denen das Baby nicht mehr von der Brust der Mutter trinken wollte, sich regelrecht weggedrückt hat und sich die Haare aufstellten. Immer wieder sieht man kleine Kinder, die nach einem mehrtägigen Klinikaufenthalt, getrennt von den Eltern, seine Eltern danach nicht mehr angeschaut und regelrecht abgelehnt haben.

Solche Kinder müssen sehr behutsam, mit Geduld, Liebe und ohne das Agieren eigener Kränkungen eingeladen werden, wieder aus ihrem „Schneckenhaus" hervorzukommen. Was bedeutet das praktisch? Zunächst fängt man an zu probieren, welche Berührung und welcher Kontakt zum Kind derzeit überhaupt möglich ist und akzeptiert werden kann. Vielleicht mag es das Kind gerade noch, dass man die Finger berührt oder über den Kopf streicht. Dann sollte diese Berührung oft und lange genug gepflegt werden. Vorsichtig kann man dann versuchen, diese „Insel" auszuweiten, zu verbreitern.

Irgendwann dürfen auch die ganze Hand und die Arme oder der Hals und Nacken berührt und gestreichelt werden, bis schließlich der ganze Körper wieder einbezogen sein darf. Manchmal hilft es auch, wenn der Partner oder eine außenstehende Person (z.B. vorübergehend ein Therapeut) die Massage und Berührung durchführt und das Baby für den innigen Kontakt wieder öffnet, ihm eine neue, positive und absolut „saubere" Berührung und Beziehung stellvertretend vorführt bzw. vorlebt. Dann kann das Kind langsam wieder an die Mutter herangeführt werden, um auch dort neu zu „probieren". Die möglichen Kontaktprobleme der Mutter sollten bis dahin natürlich bearbeitet sein.

Die Erfahrung zeigt einerseits, dass das Baby auf diese Weise sehr schnell negative Erfahrungen und Kontaktschwierigkeiten verarbeiten und sich wieder öffnen kann. Andererseits zeigt sich auch immer wieder, dass Menschen selbst in hohem Alter noch immer Mühe haben, Nähe, Körperkontakt oder nur eine sanfte Berührung der Hand zuzulassen und meinen, dies sei eben einfach so bei ihnen. Bei tieferer Untersuchung zeigen sich jedoch regelmäßig frühe und unverarbeitete Traumatisierungen.

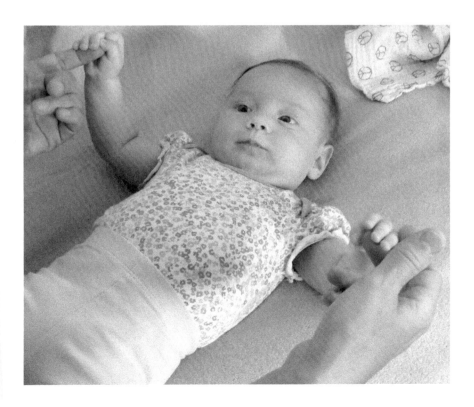

III. Anleitung für die Sanfte Schmetterlings-Babymassage (nach Eva Reich)

Textanleitung

Diese Massage kann unabhängig von jedem Alter, bei Erwachsenen, größeren Kindern und der ganzen Familie angewendet werden. Sie ist jedoch besonders geeignet als „Babymassage" bei Kindern bis zu drei Monaten. Sehr wohltuende Wirkung hat die Massage auch in der Geburtsvorbereitung, um die werdende Mutter zu entspannen und gut auf die Geburt und das Baby einzustimmen. Auch der werdende Vater kann sich dadurch innerlich auf das Baby vorbereiten und in die rechte Stimmung versetzen.

Es handelt sich um keine Massage im „klassischen Sinne", sondern um eine schmetterlingsleichte Berührung, die vor allem in einer empfindsamen „Babystimmung" durchgeführt werden sollte. In der folgenden Anleitung wird die Anwendung bei Babys geschildert.[74]

Das Ziel dieser Babymassage ist es, ein Gefühl tiefster Geborgenheit und Behaglichkeit zu erzeugen und eventuelle Empfindungs- und Energieblockaden auf der körperlichen, energetischen und seelischen Ebene aufzulösen. Auf diese Weise kann sich der Organismus weiter natürlich und unblockiert entwickeln und sich vertrauensvoll mit seiner Umwelt verbinden. Zugleich vermittelt die zarte Berührung der Haut neben dem Gefühl der Behaglichkeit ein Erleben der Grenze zwischen Innen und Außen auf der Ebene des Tastsinns.

Das Baby sollte vor der Massage ruhig und satt sein. Wenn es unruhig ist, bitte die Massage abkürzen. Unter keinen Umständen das Baby dazu zwingen. Der Raum sollte gut warm sein, so dass das Baby nackt liegen kann; eventuell die Windel unter ihm liegen lassen. Wenn das Baby nicht auf dem Bauch liegen will, dann legen Sie es sich auf den eigenen Bauch und massieren so weiter.

Es kann die Mutter oder der Vater massieren.

Eine ideale Voraussetzung für die Massage ist eine freudige und liebevoller Stimmung desjenigen, der die Massage gibt; bei unguter oder aggressiver Stimmung besser nicht massieren. Die Hände sollten warm und sauber und die Fin-

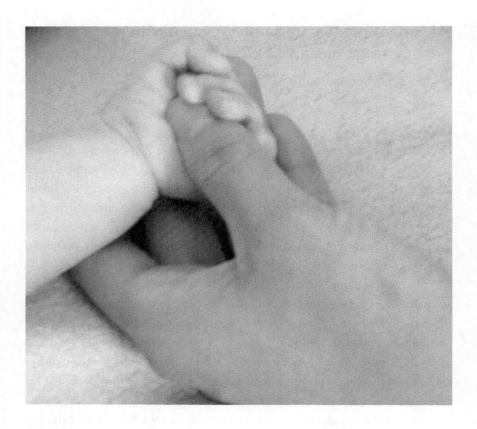

gernägel kurz geschnitten sein. Sofern es nicht auf dem Bauch liegt, schauen Sie bei der Massage dem Baby ins Gesicht und konzentrieren sich soweit möglich ganz auf das Baby und die Massage. Andere Gedanken und Ablenkungen aller Art sollten möglichst vermieden werden.

Es gibt drei Bewegungen für die Massage:

1. Langes verbindendes Streichen von oben nach unten und von der Mitte zur Seite (so leicht wie bei einer Berührung von einem Schmetterlingsflügel).

2. Das Schütteln der Muskeln (so leicht wie bei Gelantine); mit den Fingern die Muskeln umfassen und leicht wackeln (zittern). Es sollen leichte, nicht zu starke Bewegungen gemacht werden.

3. Kleine kreisende Bewegungen mit den Fingerspitzen. Diese Bewegung kann auf dem eigenen Augenlid getestet werden. Ganz geringer Druck, so dass sich die Haut nicht verschiebt, ist die richtig Stärke.

Alle Bewegungen gehen vom Kopf zu den Füßen und/oder von innen nach außen! Jede Bewegung sollte zwei bis drei Mal und immer symmetrisch mit beiden Händen ausgeführt werden und durchgängig sehr sanft, „schmetterlingsleicht", sein. Wenn das Baby unruhig wird, die Massage abkürzen oder aufhören. Immer auf die Signale des Babys achten!

Massage der Vorderseite:
Vom Scheitel hinunter in alle Richtungen streichen („Pagenkopf"). Unter dem Occiput (Hinterhauptknochen) hinunter streichen; zu diesem Zweck die Finger unter den Kopf schieben, ohne den Kopf zu heben. Von der Mitte der Stirn bis zu den Schläfen streichen. Mit je einem Finger Kreise um die Augen machen. Von der Nasenwurzel zur Nasenspitze streichen. Von der Nase über die Wangen zu den Ohren streichen. Mit den Fingern zuerst Kreise auf den Ohren, dann um die Ohren machen. Um den Mund einen großen Kreis machen. Vom Mund über das Kinn streichen.

Jetzt mit kleinen kreisenden Bewegungen die Muskeln massieren. Die Muskeln, die nicht verspannt sind, können nur einmal massiert oder auch ausgelassen werden.

Muskeln auf der Kopfhaut, auf der Stirn, die Kaumuskeln (Masseter) nacheinander jeweils mehrere Male von oben nach unten (wenn nötig, auch um den Mund) massieren. Kreisende Bewegungen über und unter dem Kinn.

Verbindendes Streichen hinten vom Kopf zum Hals. Paracervikale Muskeln (die, die den Kopf aufrecht halten, rechts und links neben der Halswirbelsäule) sehr leicht schütteln.

Verbindendes Streichen vorn vom Kopf zum Hals. Beidseitiges Schütteln des Sternocleidomastoideus (Kopf drehender Muskel, seitlich am Hals); nicht den vorderen Hals massieren.

Vom Hals zur Seite zu den Schultern streichen. Trapezmuskeln (links und rechts neben dem Hals, Richtung Schulter) leicht schütteln. Von den Schultern über die Arme bis zu den Fingerspitzen streichen. Muskeln der Arme schütteln.

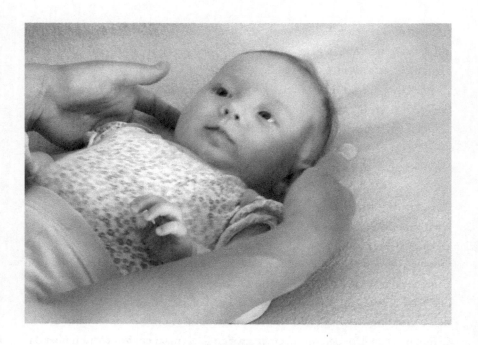

Beide Hände nehmen, spielerisch die Schultern hinunterziehen und Hände über der Brust kreuzen. Mit einer Hand die Hand des Babys nehmen, mit der anderen Hand in Richtung der Finger streichen. Thenar und Anti-Thenar (die Muskeln auf der Handfläche) massieren. Finger einzeln leicht hinunter streichen („ausziehen"). Bei der anderen Hand alles noch einmal wiederholen.

Die Rippen von der Mitte zur Seite mit den Fingern nachziehen, eine nach der anderen von oben nach unten.

Den Pectoralis (Muskel vor der Achselhöhle) von oben nach unten schütteln. Unter dem Rippenbogen mit je einem Finger von innen nach außen streichen, mehrere Male wiederholen. Kleine Kreise mit den Fingern unter dem Rippenbogen bis ganz auf die Seite machen. Im Uhrzeigersinn große kreisende Bewegungen um den Nabel (den Nabel beim Neugeborenen nicht berühren).

Muskeln des Bauches schütteln, rechts unten beginnen (Colonverlauf). Falte unter dem Bauch von der Mitte nach außen streichen („Bikinifalte"). Kleine Kreise auf dieser Linie von der Mitte zur Seite machen. Verbindendes Streichen vom

Bauch zu den Oberschenkeln. Die Beine vorn bis zu den Zehen streichen. Die Beinmuskeln schütteln. Beine nehmen und spielend zum Bauch drücken. Mit einer Hand einen Fuß nehmen, mit der anderen Hand den Fuß nach unten streichend ausziehen. Alles beim anderen Fuß wiederholen.

Den ganzen Körper vom Kinn bis zu den Zehen und von Scheitel bis zu den Fingerspitzen verbindend streichen.

Massage der Rückseite:
Verbindendes Streichen vom Scheitel zu den Fingerspitzen. Schulterblätter streichen von oben nach unten und seitwärts. Muskulatur um die Schulterblätter leicht schütteln. Die Rippen zur Seite hin streichen, diesmal bis zum Gesäß. Die Muskelstränge links und rechts der Wirbelsäule hinunter schütteln. Mehrere Male mit gespreizten Fingern über das Gesäß streichen. Mit allen Fingern sanft die Gesäßmuskeln schütteln. Beine von der Hüfte bis zu den Zehen streichen. Muskeln der Beine streichen. Letztes verbindendes Streichen vom Scheitel bis zu den Zehenspitzen und vom Scheitel bis zu den Fingerspitzen machen.

Anschließend das Baby oder auch den Erwachsenen warm in Decken einwickeln und die Massage nachklingen lassen. Dieser Integrationsprozess kann mit innerer Ruhe und einem Gefühl von Geborgenheit begleitet werden. Bei Babys sollte die Massage maximal zwanzig Minuten, bei Erwachsenen nicht länger als 40 Minuten dauern.

Anleitung mit Bildern

Vorderseite

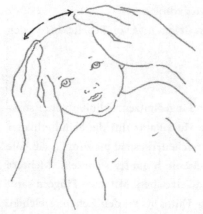

Streichen über den Kopf von oben nach unten

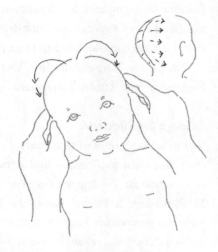

Streichen hinter dem Kopf ohne ihn zu heben und am Hinterkopf entlang

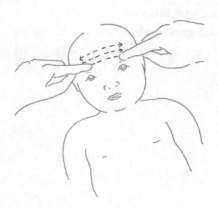

Von der Mitte der Stirn seitlich bis zu den Schläfen streichen, in mehreren Linien, von oben beginnend

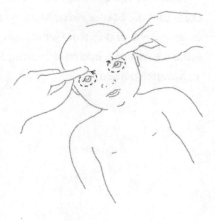

Große Kreise um die Augen herum, immer von der Mitte beginnend, beidseitig zugleich gespiegelt; danach mit dem Zeigefinger von der Nasenwurzel zur Nasenspitze streichen

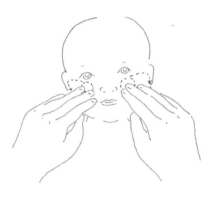 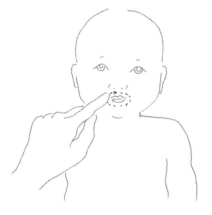

Von der Nase beginnend seitlich über die Wangen bis zu den Ohren streichen; dann auf den Ohren und um die Ohren streichen

Große Kreise rechtsherum um den Mund

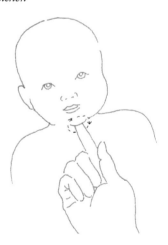 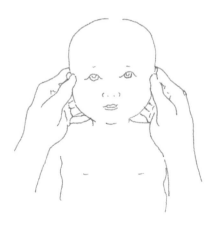

Vom Mund über das Kinn und unter dem Kinn streichen, um das Kinn herum kreisen und bis zum Hals verbinden

Vom Hinterkopf die Halsmuskeln hinten (halshaltende Muskeln) entlang streichen

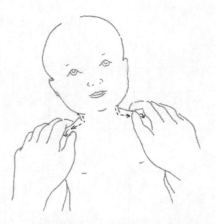

Vom Hals Richtung Schultern seitlich streichen

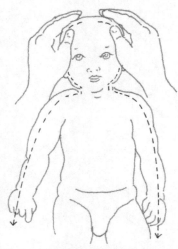

Mit einer durchgehenden Bewegung vom Scheitel, das Gesicht entlang, über den Hals und die Schultern, die Arme entlang bis über die Fingerspitzen hinaus streichen

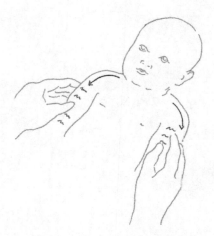

Die Arme von den Schultern aus bis zu den Fingerspitzen nochmals streichen, dann die Muskeln der Arme von den Schultern bis zur Hand schütteln (leicht wie Pudding)

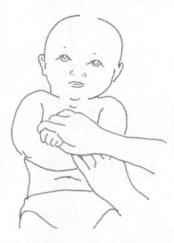

Beide Arme am Handgelenk fassen, leicht nach unten ziehen, seitlich öffnen und dann über der Brust kreuzen (wie eine Selbst-Umarmung)

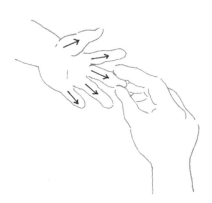
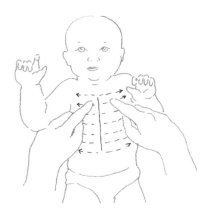

Die Hand öffnen, sanft von innen streichen, Muskeln der Handinnenfläche leicht drücken und dann die Finger einzeln bis über die Fingerspitzen hinaus „schmetterlingsleicht" ausstreichen

Beidseitiges Streichen von den Schultern, den Brustkorb hinunter bis zum Becken mit gespreizten Fingern, dann von oben nach unten schütteln; anschließend vom Brustbein an die Rippen „zeichnen" bis zum unteren Rippenbogenende

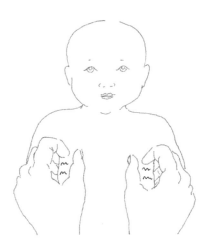

Die Brustmuskeln (Pectoralis) von der Brust bis zur Achselhöhle schütteln

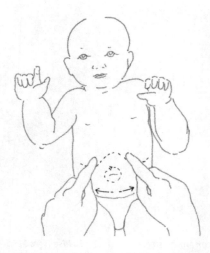

Streichen und anschließendes Kreisen des unteren Rippenbogenendes (Zwerchfell) von innen nach außen; dann Kreisen (mit der Handfläche) rechtsherum um den Bauchnabel und anschließendes Schütteln; schließlich streichen der „Bikinifalte" und Kreisen von der Mitte zur Seite

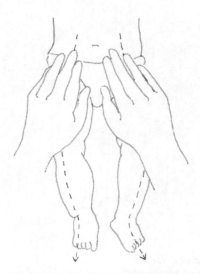

Vom Bauch über die Genitalien die Beine herunter bis über die Zehenspitzen hinaus beidseitig zugleich streichen

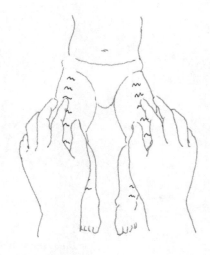

Die Beine von oben nach unten leicht schütteln

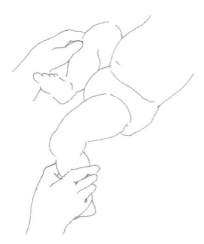
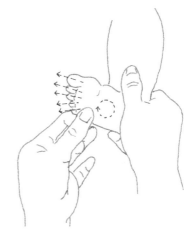

Jeweils ein Bein anheben und spielerisch zum Bauch drücken; danach Bein leicht kreisen und wieder ablegen

Fußsohle mit kleinen kreisenden Bewegungen massieren und leicht drücken; dann die die Zehen bis über die Zehenspitzen hinaus ausstreichen

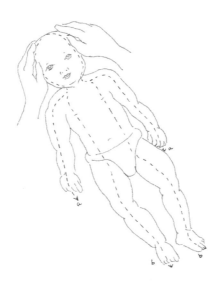

Mit einer durchgehenden Bewegung a) vom Scheitel, das Gesicht herunter, über Hals und Schultern, die Arme entlang bis über die Fingerspitzen hinaus streichen; dann b) vom Kopf über Hals, Brust, Bauch, Genitalien, Beine bis über die Zehenspitzen hinaus streichen

Rückseite

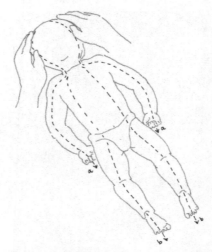

Das Baby liegt bequem auf dem Bauch. Zuerst a) vom Scheitel über Hals, Schultern, die Arme entlang bis über die Fingerspitzen hinaus streichen; dann b) vom Scheitel über den Nacken, Schulterblätter, Rücken hinunter, über den Po, die Beine bis über die Zehenspitzen hinaus streichen

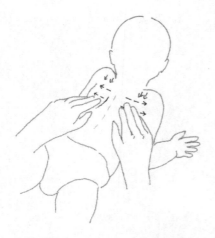

Die Schulterblätter von oben nach unten und von innen nach außen streichen und anschließend die Muskeln um die Schulterblätter herum schütteln und kreisen

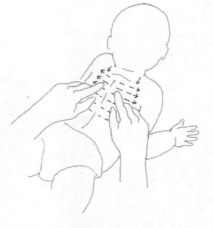

Die Rippen streichen, oben beginnend von innen nach außen; bei Bedarf nochmals diese Linien mit kleinen kreisenden Bewegungen nachzeichnen

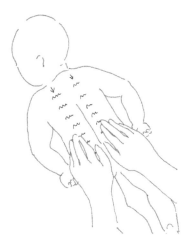 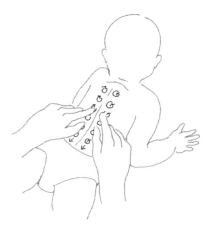

Die Muskeln links und rechts neben der Wirbelsäule zuerst von oben nach unten streichen, dann von oben nach unten bis zum Po schütteln

Kreisende Bewegungen die Muskelstränge links und rechts neben der Wirbelsäule entlang von oben bis zum Po

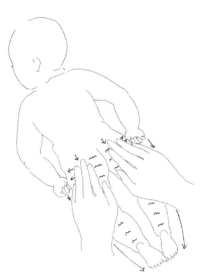

Die Pobacken mit leicht gespreizten Fingern von oben nach unten und von innen nach außen streichen, dann schütteln; anschließend die Beine bis zu den Zehenspitzen streichen und schütteln.

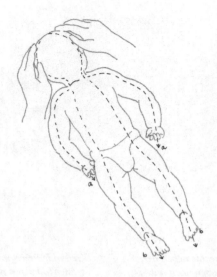

Abschließend a) vom Scheitel, über Hals, Schultern, Arme bis über die Fingersitzen hinaus streichen; dann b) vom Scheitel über Hals, Rücken, Po, Beine bis über die Zehenspitzen hinaus streichen.

Anschließend das Baby liebevoll einwickeln.

IV. Aspekte der Schwangerschaft und Geburt in ihrer Bedeutung für die Neurosenprophylaxe[75]

Eva Reich, Andreas Meyer

Die beste Voraussetzung für den Beginn eines guten Lebens – nämlich Leben, das wächst, sich entfaltet und alle seine Möglichkeiten entwickelt – ist dasjenige Leben, welches auf einer erwünschten Schwangerschaft gründet. In unserer Arbeit haben wir festgestellt, dass bei einer unerwünschten Schwangerschaft die Stimmung, d.h. das gefühlsmäßige Klima im Uterus negativ ist. Es gibt eine Botschaft, die ein Baby spüren kann, die beispielsweise lautet: „Ich will nicht, dass du lebst, Baby, ich will dich wirklich nicht." Und wenn es während der Schwangerschaft etwa eine Menge Gerede um Abtreibung gibt und auch wenn dann keine Abtreibung durchgeführt wird, kann es sein, dass jemand so eine Botschaft mitbekommt, die seine Lebenseinstellung bestimmt: „Ich sollte nicht am Leben sein, vergib mir, dass ich lebe."

Das Baby ist pränatal eingebettet im warmen, weichen, „schallgedämpften und abgedunkelten" Bauch der Mutter. Wenn das Baby geboren wird, ereignet sich ein Prozess der Trennung zweier Systeme. War es vorher in der Mutter, so ist es jetzt neben ihr. Aber die Kräfte, das „Feld" der Mutter, sind für das Baby spürbar und wärmen es, bringen ein Gefühl von Geborgenheit, es ist Kontakt da. Dieser Kontakt und die langsame Adaption an die Lebensbedingungen sind psychologisch und somatologisch von großer Bedeutung.

Diese Tatsache wird von Ärzten meistens ignoriert. Sie glauben, ein Baby sei besser im Wärmebett aufgehoben als bei der Mutter. Wir haben beobachtet, dass die Händchen des Babys selbst unter einer dicken Federdecke im Wärmekasten kühl sind, haben gesehen, wie verkrampft in der Augen-Stirn-Partie, in der Mundregion und in den Händen die Babys einschlafen. Sind sie im Kontakt mit der Mutter, sind die Hände strömend warm, das Baby schläft gewöhnlich nach dem ersten Trinken an der Mutterbrust mit total entspanntem Gesichts- und Körperausdruck ein. In der Leboyer-Geburts-Methode (Leboyer, 1974)[76] geht es nicht so sehr um eine bestimmte Methode, sondern um die Idee, dass wir nicht trennen. Das Baby schlüpft aus der Mutter und wird geradewegs auf ihren Bauch gelegt. Es bleibt im Hautkontakt. Ebenfalls bleibt die Nabelschnur verbunden. Diese verbindet den Nabel des Babys mit der Plazenta der Mutter, die wiederum mit dem Uterus zusammenhängt. Während der ersten fünf oder zehn Minuten pulsiert die Nabelschnur weiter und bringt das Blut der Mutter zum Baby. Das Baby ist während dieser kritischen ersten fünf Minuten in einem Doppelsystem für die Sauerstoffaufnahme. Es gibt acht bis zehn größere Veränderungen in diesen ersten fünf Minuten, wenn die Luft in die Lungen gelangt. So ist es viel besser, wenn das Baby mit einem doppelten System versorgt ist – und das ist eine von Dr. Leboyer's großen Entdeckungen. Wenn wir plötzlich die Nabelschnur unterbrechen (das Baby spürt das nicht, denn es gibt da keine sensorischen Nerven) unterbrechen wir den Extravorrat an Sauerstoff zu einer Zeit, wo die Lungen noch nicht richtig funktionieren. Das Baby schnappt nach Luft, um die Lungen zu füllen und wenn wir die Nabelschnur durchschneiden, entsteht eine Art „sekundäre Atemnot." Leboyer stellte außerdem fest, dass man dem Baby keinen Klaps auf den Po geben muss.

Ein anderer Faktor, der diesen Prozess zwischen Mutter und Baby stört, ist Anästhesie. Während einer schwierigen Geburt ist Betäubung ein Segen. Jetzt wird diese gute Sache umgedreht und es wird angefangen, fast jede Gebärende zu narkotisieren. In der Primärarbeit[77] auf der ganzen Welt wurde festgestellt, dass viele Menschen ein primäres Trauma durch die Narkotisierung bei der Geburt haben. Wenn man die Mutter narkotisiert (bis zur Vollnarkose), erhält auch das Baby eine riesige Konzentration im Verhältnis zum Gewicht seines Körpers. Die Narkose geht durch die Plazentabarriere, so dass man dem Baby eine Dosis verabreicht, als ob es erwachsen wäre. Man kann auf den Säuglingsstationen beobachten, wie die narkotisierten Babys wegdösen.

Auch wenn diese Praxis, grundsätzlich zu narkotisieren, möglicherweise (noch?) nicht so verbreitet ist, möchten wir diesen Hinweis geben. Nur zu oft haben wir herausgefunden, dass Menschen mit primärem Trauma durch Narkotisierung in Stresssituationen und unter großer psychischer Belastung dazu neigen, nicht voll bewusst zu sein und wie abwesend zu reagieren. An dieser Stelle möchten wir gleichzeitig darauf hinweisen, dass selbstverständlich die oben erwähnten Probleme nicht kausal zu späteren Störungen führen müssen, sondern in Abhängigkeit mit späteren entwicklungspsychologischen Gegebenheiten stehen. Die Anzahl der Fälle jedoch, die bei genauer Analyse auf primäre Störungen weisen, ist so hoch, dass wir diesen Hinweis für dringend notwendig halten. Eigene Erfahrungen und die Erhebungen von Primärtherapeuten in aller Welt deuten darauf hin, dass etwa ein Drittel aller Erwachsenen Primärstörungen aufweist (Janov, 1974, Janov, 1981).[78]

Dr. Marshall Klaus ist ein amerikanischer Kinderarzt. Er hat ein Buch mit dem Titel *Maternal Infant Bonding* (Klaus/Kennel 1976)[79] geschrieben, das seine Arbeit der letzten 15 Jahre zusammenfasst. Er bewies darin wissenschaftlich, dass, wenn Mutter und Kind in den ersten Stunden nach der Geburt zusammenbleiben können, fünf Jahre später diejenigen Babys, die mit der Mutter zusammenblieben, besser dran sind, als die anderen (gemessen wurde an verschiedenen psychologischen Kriterien des mütterlichen und kindlichen Verhaltens: statistisch erfasst wurde, wie oft die Mutter das Baby anschaut, wie oft sie das Baby berührt oder küsst und ähnliches). Das heißt, es gibt sichtbare und messbare Unterschiede.

Dieses Bindungsgefühl herzustellen, kann auch auf den Vater zutreffen. Dr. Lewis Mehl führte eine wissenschaftliche, psychologische Untersuchung durch (Peterson/Mehl, 1984)[80], in der er herausfand, dass Väter, die bei der Geburt zugegen waren und am Geburtsprozess teilnahmen, in dem sie ihren Frauen beistanden, eine bessere Beziehung zum Kind entwickelten. Das Zugegensein von Personen bei der Geburt kann eine enorme Verbindung schaffen. Diese Chance sollten Familienangehörige nutzen und sie nicht völlig an Hebammen und Ärzte abgeben, die später keine Rolle im Leben des Neugeborenen spielen werden.

Dieses Prinzip ist unter anderen von Gaskin angewandt worden (Gaskin, 1982, 1983)[81], die über *Spiritual Midwifery* schrieb. Es wird im Team gearbeitet, jeder ist während der Geburt ein Teil des Teams: Die Ärzte, die Schwestern, die Mutter, das Baby, der Vater usw. Niemand ist höhergestellt, jeder hat mitzubestimmen, alle berühren und sind dabei. Wenn bei einer werdenden Mutter die Wehen anfangen, kann sie jeden bei sich haben, den sie dabeihaben will. Es sollte bequeme und wohnliche Aufenthaltsräume geben. Wenn die Wehen stärker werden, sollten die Frauen etwas Leichtes zu sich nehmen können. Das ist sehr wichtig, weil es bis zu zwölf Stunden bis zu den Presswehen dauern kann.

Den Babys geht es besser, wenn die Frauen zu Beginn der Wehen etwas essen. Des Weiteren können die Frauen in jeder Position sein, die sie bevorzugen, d.h. sie können bei der Geburt auch stehen. Dabei wird die Schwerkraft ausgenutzt und es ist nachgewiesen, dass in diesem Fall nie geschnitten werden muss oder der Damm bei der Austreibung reißt. Die Geburt vollzieht sich sehr sanft und gewaltlos.

Die wichtigste Angelegenheit ist die Willkommensperiode, die Zeit, bis zu etwa einer Stunde nach der Ankunft des Babys, wenn jedermann das Neugeborene kennen lernt. Es ist wichtiger als die Fußsohlen zu markieren, Namensbändchen anzubringen, das Baby zu wiegen, Injektionen oder Augentropfen zu geben, das Baby sauber zu wischen oder es zu irgendeinem anderen Zweck von der Mutter wegzunehmen. Wie schon erwähnt, weisen Untersuchungen, besonders von Primärtherapeuten, darauf hin, dass etwa ein Drittel der Menschen an unterschiedlichsten Primärstörungen leiden, die nach der Geburt eintraten.

Dazu machte Eva Reich eine interessante Erfahrung: „Als ich im Harlem Hospital arbeitete, ging ich herum und zählte etwa hundert Babys, die ich mir zwölf Stunden nach der Geburt ansehen wollte, wie sie sich verhielten. Ich fand heraus, dass zwei Drittel von ihnen schrien, sie hatten Hunger, waren rot im Gesicht, absolut von Sinnen vor Schreien. Das ist sehr interessant, denn der Anteil, dass ein Drittel der Erwachsenen Primärstörungen hat und zwei Drittel sich anders artikulieren, wurde mir von Primärtherapeuten genannt."

Menschen, die als Babys in Brutkästen waren, waren wirklich abgeschnitten. Sie hatten eine Erfahrung von totaler sensorischer Deprivation, unter Umständen mehrere Wochen lang. Wenn sie später in der Therapie wieder durch ihre Erfahrung gehen, liegen sie auf einer großen, weiten Fläche und fühlen um sich herum mit sehr wenigen Körperbewegungen. Es ist „nichts da", und sie werden mit einem kleinen Schlauch gefüttert. Wenn sie sehr klein sind, können sie nicht schlucken, so dass der Schlauch bis in den Magen geht und das Füttern nichts Angenehmes ist. Immer, wenn sie berührt werden, werden ihnen nur Schmerzen zugeführt. Es wird ihnen keine Liebe gegeben. In solchen Situationen ist es für die Babys enorm wichtig, stimuliert zu werden. Die Eltern und das Krankenhauspersonal können wertvollste emotionale Hilfe leisten, wenn sie die Babys in den Brutkästen berühren, zu ihnen sprechen, sie stimulieren. Wir brauchen diese menschlich orientierten Veränderungen, sie sind die beste Prophylaxe und Nährboden für eine gesunde Entwicklung.

Es gibt eine Periode der Anpassung nach der Geburt, die etwa drei Monate dauert. Wenn Babys sich in dieser Periode schlecht an die Umwelt adaptieren, kann folgender Teufelskreis entstehen: Ein Baby, das schreit, unglücklich ist, ärgerlich ist und nicht schlafen kann trifft auf eine Mutter, die einen Nervenzusammenbruch hat, weil es schwierig ist, eine gute Mutter zu sein. Alles geht schief. In dieser Situation kann ganz sanfte Bioenergetik angewandt werden. Ich verwende die „Zarte Babymassage" von Eva Reich und Amelia D. Auckett oder Babymassage nach Tina Heinl (Heinl, 1983)[82]. Man kann damit dem Baby helfen, sich zu entspannen und sehr interessante bioenergetische Reaktionen beobachten. Sehr blasse Babys bekommen meist sehr schnell eine rosige Hautfärbung und behalten sie und dies alles innerhalb von einer halben Stunde. Babys nach Zangengeburten mit deformierten Köpfen und sehr dunklen Ringen unter den Augen, die wirklich nicht in die Welt schauen, öffnen sich bei der sanften Bioenergetik wie Blumen. Innerhalb von drei Wochen sind sie aufgeblüht, offen, schauen herum, sieht man die Mutter das nächste Mal, so hat sie es noch mehr lieb gewonnen, alles fließt. Eva Reich: „Es ist die produktivste und wundervollste Arbeit, die ich kenne."

Nun noch einiges zu dem, was wir „Natürliche Selbstregulierung"[83] nennen. Wir glauben, dass es besser ist, keinen regelmäßigen Fütterungsplan zu haben. Es ist nichts Falsches daran, wenn Menschenbabys andauernd an der Brust hängen und es gibt noch eine weitere interessante Tatsache. Wenn das Baby geboren wird, ist die Nabelschnur gerade lang genug, um bis an die Brust zu reichen. Es ist richtig, das Baby auf den Bauch oder an die Brust der Mutter zu legen, ohne die Nabelschnur durchzuschneiden. Es will vielleicht nicht sofort saugen. Es kann aufwachen und herumschauen. Man zwingt es nicht, die Brustwarze zu nehmen. Man wartet, bis es sich instinktiv verwurzelt und wenn die Brustwarze die Wange des Babys berührt, wendet es sich ihr zu und das ist ein gewisser Weg, es zum Saugen zu bringen.

Das sich selbst regulierende Baby ist sofort an der Brust und bleibt bei der Mutter. Das Baby ist nicht isoliert, um die ganze Zeit zu schlafen. Das Baby ist bei der Mutter, was immer diese auch tut. Lassen Sie uns annehmen, dass sie nach drei oder vier Wochen anfängt herumzugehen, um ihre Hausarbeit zu besorgen. Das Baby ist immer da, wird stimuliert, hört Stimmen, sieht interessante Dinge, die getan werden, es macht einen Spaziergang, es wird nicht „vor dem Leben behütet". Die amerikanischen Indianer (Liedloff, 1982)[84] sagen, dass das Baby während der ersten drei Wochen nicht in der Sonne sein sollte. Das ist dieselbe Periode, währenddessen sich der Uterus der Mutter zurückbildet. So gibt es eine Anfangsperiode von Ruhe kurz nach der Geburt. Ruhe und Fließen, aber danach ist das Baby bei der Mutter und macht alles mit ihr. Wenn die Instinkte befriedigt werden, brauchen Babys so wenig. Sie brauchen Wärme, Kontakt, die Brust, Milch, liebevolle Berührung, das ist wirklich alles, nicht mehr. Wenn das voll befriedigt wird, sind Babys glückliche Menschen.

Ein anderes Thema ist die Verabreichung von roher Plazenta an die Mutter. In der Natur essen alle Säugetiere Plazenta, nachdem die Nachgeburt heraus ist. Die einzige Ausnahme scheint der Wal zu sein. Nachdem die Plazenta heraus ist, wird sie vom Partner oder der Hebamme mit Wasser abgespült (es wird nur leicht das Blut abgespült, damit es appetitlicher aussieht). Man nimmt einen Teller und schneidet mit einer Schere von der mütterlichen Seite, wo die schwammigen Teile sind, kleine Stücke in der Größe von Trauben ab. Mütter haben den Geschmack von roher Plazenta als traubenähnlich beschrieben. Wenn die Mütter rohe Plazenta direkt nach der Geburt gegessen haben (sie essen in der Regel ein Drittel der Plazenta, nie mehr als die Hälfte), kontrahiert der Uterus innerhalb von zwei Minuten ganz wunderbar zu einem sehr festen Ball. Dies beruht auf einem endokrinen Effekt, der gemessen wurde. Er ereignet sich praktisch noch während die Mutter kaut. Da manchmal die Plazenta noch nicht einmal den Magen erreicht hatte, ist zu vermuten, dass etwas durch die Mundschleimhäute absorbiert wird, es ist bisher unbekannt, was. Es handelt sich um eine pitocin-ähnliche Wirkung, niemand weiß, warum. Man kann wirklich der Natur dafür dankbar sein, denn das Problem, den Uterus fest zu erhalten, ist das Problem der Verhinderung von Blutungen. Wenn der Uterus in Ordnung, fest und kräftig ist, dann schließen sich die Plazentaöffnungen. Dies könnte die natürliche Blutungskontrolle sein.

Wenn die Frauen die Plazenta essen, fühlen sie sich kräftiger, stehen am selben Tag auf, sind äußerst rege. Ebenso scheint die Milchbildung angeregt zu werden. Die Plazenta ist wertvoll, und es ist nicht nur der Nährwert, sondern es gibt eine

Menge chemische und biochemische Substanzen, die aus der Plazenta gewonnen werden: Gammaglobulin, Choriogonatropin; ein Wirt von Substanzen also, und irgendwie werden die Mütter wieder aufgefüllt, wenn sie sie essen.

Zum Abschluss noch einige Worte zu den perinatal-psychologischen Aspekten. Wie können frühe (prä-, peri- und postnatale) Störungen diagnostiziert und behandelt werden?

Dazu muss man wissen, dass wir in unserem Körper eine Art „Erinnerungskassette" tragen, eine „Lebenslinie" in der alle Erlebnisse der Vergangenheit, bis zum Zeitpunkt der Empfängnis, in ihrem emotionalen Gehalt eingeschrieben sind. Es wurde herausgefunden, dass, wenn man Narben oder bestimmte Hirnregionen elektrisch stimuliert, der Mensch das daran hängende emotionale Erlebnis wieder erlebt (motorisch, sensorisch, auch manchmal Gerüche und Geschmack). Das zeigt, dass das Baby ein voller Mensch ist und alle Erlebnisse wie auf einem Magnetband speichert. Wenn also beispielsweise die Empfängnis schlecht war, kann sehr viel Schmerz gespeichert sein. Primärtherapeuten sprechen von Schmerzpools, die bei tiefen Regressionen (Primals) in der Therapie aufbrechen.

Um im präverbalen Bereich Störungen bearbeiten zu können, brauchen wir Methoden (Handwerkszeuge), die effektiv sind. Mit verbalen Therapien ist hierbei nicht viel zu erreichen. Es gibt verschiedene Möglichkeiten, um in diesem Bereich arbeiten zu können. Einige der Methoden sind: Hypnosetherapie, Primärtherapien (Janov, 1974, 1981), Reich'sche Vegetotherapie (Reich, 1972; 1973), Sanfte Bioenergetik, Metamorphische Therapie nach Frank Lake, Craniosacral-Therapie von John Upledger (eine chiropraktische Methode), Passive „Polarity" von Randolph Stone und die schon erwähnten Babymassagen. Wirklich effektiv kann allerdings auf Dauer nur eine gute Prophylaxe sein. Dazu hoffen wir, hiermit Anregungen gegeben zu haben.

V. Schwangerschaft und Geburt als Faktoren der Persönlichkeits- und Familienentwicklung[85]

Hans-Richard Böttcher, Andreas Meyer, Eva Reich

Dieser Text, bei dem Professor Böttcher als Autor mitgewirkt hat, ist eine Überarbeitung des Textes von Eva Reich und Andreas Meyer aus dem vorigen Kapitel und vielfach inhaltsgleich mit ihm. Er half jedoch dabei, diesen Ansatz auch für die DDR-Fachzeitschriften akzeptierbar zu machen und wird aus dokumentarischen Gründen hier nochmals abgedruckt.

Die günstigste Voraussetzung für ein Leben, das seine besten Möglichkeiten verwirklichen will und soll, ist Erwünschtheit. Durch unsere gynäkologische, kinderklinische und familientherapeutische Arbeit sind wir zu der Überzeugung gekommen, dass es intrauterin so etwas wie eine Stimmung, ein psychosomatisches Klima gibt, eine für das Baby irgendwie spürbare Botschaft: „Ich will, dass du lebst!"

Dieser Wille wird umso eher konsistent und stabil sein, je besser die Beziehung auch zum Kindesvater ist, so dass die Botschaft lautet: „Wir wollen, dass du lebst!" Solche Botschaften können für die Lebenseinstellung des Kindes konstellierend sein, wie es ERIKSON (1959)[86] mit „Urvertrauen oder -misstrauen" zu fassen versuchte. Im Negativfall: „Ich sollte nicht am Leben sein! Vergebt mir, dass ich lebe!" Das wäre die früheste Formierung der „Self-Defeatig Personality Disorder" (SPITZER et al., 1987, im DSM III R)[87].

Psychotherapeuten, die mit Körpergefühlsregressionen arbeiten („Primärtherapeuten" wie JANOV 1974, 1981)[88] schätzen, dass ein Drittel aller Menschen „Primärstörungen" haben. Werden „Narben" stimuliert (erinnernd, am Körper oder elektrisch in bestimmten Hirnregionen), taucht der emotionale Gehalt früherer Erfahrungen wieder auf (manchmal auch Sensorisches und Motorisches), zurück bis zum Lebensbeginn in der Empfängnis. Die Lebenslinie wird in einer „Erinnerungskassette" gespeichert. Bei „schlechter Empfängnis" und „enttäuschender Pränatalzeit" beginnt sie mit einem Schmerzpool.

Die Geburt hat organisatorische, physische, hygienische, und sozialpsychologische Aspekte. Dass die Dominanz der Hygiene und des „praktisch"-organisatorischen Schematismus bei gleichzeitiger psychosozialer Verarmung ein Verhängnis ist, weiß man seit 1945, bezogen auf Kinderheime und den „Hospitalismus" (SPITZ 1965, BOLWBY 1980, BRONFENBRENNER 1981)[89]. Die Errungenschaften der Klinikentbindung verstellten zunächst den Blick, dass es sich mit den ersten Lebensminuten bis -wochen nicht anders verhält. Wenn die Hausentbindung zu riskant ist oder nicht durch einen schnellen ärztlichen Bereitschaftsdienst abgesichert werden kann, sollten Entbindungskliniken zur Verfügung stehen, die so eingerichtet und organisiert sind, dass sich die Mutter nach Beginn der Kontraktionen in wohnlicher Umgebung frei bewegen und denjenigen Menschen bei sich haben kann, von dem sie sich am besten unterstützt fühlt. Können Mutter und Kind in den ersten Stunden nach der Geburt zusammen bleiben, zeigen die Kinder fünf Jahre später messbare Entwicklungsunterschiede (KLAUS, KENNEL 1977)[90].

Dürfen die Väter an der Geburt teilnehmen (ungeachtet der Schwestern-Befürchtung, dass sie dann die doppelte Arbeit hätten!), entwickelt sich das Mutter-Kind-Vater-Wir schneller und besser, als wenn alle Unterstützungsfunktionen an Fachkräfte, die bald danach keine Rolle mehr spielen, abgegeben werden (PETERSON, MEHL 1980, GASKIN 1982/83).[91]

Die Mutter sollte etwas Leichtes essen dürfen, denn bis zu den Presskontraktionen kann es zwölf Stunden dauern, auch dem Baby geht es dann besser. Als Gebärpositionen eignen sich die vertikalen (Knien, Hocken, Stehen) besser als das Liegen (Ausnutzung der Schwerkraft! Es muss nicht geschnitten werden, der Damm reißt nicht.)

Im Risikofall empfiehlt sich das Gebären im Warmwasserbecken. Das Baby schlüpft aus der Mutter und wird sofort auf ihren Bauch gelegt (Hautkontakt). Während der ersten fünf bis zehn Minuten pulsiert die Nabelschnur weiter und pumpt das Blut der Mutter zum Kind. Das Baby ist während dieser kritischen Zeit in einem Doppelsystem der Sauerstoffaufnahme. Zwar würde es die Unterbrechung der Nabelschnur nicht spüren, denn in diese reicht sein Sensorium nicht hinein, aber man unterbräche den Extravorrat an Sauerstoff zu einer Zeit, da die Lungen noch nicht richtig funktionieren. Das Baby schnappt nach Luft, um seine Lungen zu füllen, doch wenn wir die Nabelschnur zu früh durchschneiden, kommt es zu Atemnot. Das Kind braucht auch keinen Klaps auf den Po.

Die Nabelschnur ist gerade lang genug, um das Neugeborene an die Brust zu legen. Es will vielleicht nicht sofort saugen. Es kann aufwachen und umherschauen. Man zwingt es nicht, die Brustwarze zu nehmen. Man wartet, bis durch Wärmestrahlung, Berührung, Duft und Bedarf die Zuwendung und das Saugen beginnt (ein Instinktvorgang, MONTAGU 1971, KLUMBIES 1980, S. 14 ff.)[92]. Das Mutter-Kind-System hat sich durch die Geburt erheblich geändert, bleibt aber noch ein symbiotisches, und zwar keineswegs nur durch die Muttermilchernährung, sondern zweiseitig durch Berührung, Geruch, Stimme, mimischen Austausch (MONTAGU 1971), womöglich noch durch andere „Feldkräfte" über die wir noch nichts wissen. Der beibehaltene Mutter-Kind-Kontakt ermöglicht eine genügend langsame Adaption an die neuen Lebensbedingungen. Jede plötzliche Trennung ist bedrohlich, sogar gefährlich. Wahrscheinlich hat die extrauterine Trennung, wenn sie nicht sanft erfolgt, mehr Bedeutung für den psychischen Geburtsschock als die Kompression des Köpfchens bei der Passage des Gebärkanals. Alle Konzepte der „natürlichen Geburt" (READ, ab 1933, LEBOYER 1974)[93] betonen das Nicht-gewaltsam-Trennen. Im Kontakt mit der Mutter sind die Hände des Babys strömend warm. Nach dem ersten Trinken an der Brust schläft es mit entspanntem Gesicht und Körper ein. Sogar unter einer dicken Federdecke im Wärmekasten pflegen die Händchen kühl zu sein, verkrampft, wie auch die Augen-Stirn-Partie und die Mundregion. Das Baby ist dort viel schlechter aufgehoben als nahe bei der Mutter.

Das Wichtigste ist die Willkommensperiode, die Zeit bis zu etwa einer Stunde nach der Ankunft des Babys, wenn alle Beteiligten das Neugeborene kennen lernen. Es ist ein Hochgefühl der Lebenserfahrung. Diese Erfahrung ist wichtiger als die Fußsohlen zu markieren, Namensbändchen anzubringen, das Baby zu wiegen, Injektionen oder Augentropfen zu geben, das Baby sauber zu wischen oder es zu irgendeinem anderen Zweck der Mutter wegzunehmen.

Ein anderer Störfaktor ist die Anästhesie der Mutter. Wahrscheinlich trägt sie zu den Primärstörungen der Kinder bei. Eine für schwierige Geburten wichtige Hilfe droht jetzt zu inflationieren. Da das Narkotikum durch die Plazentabarriere geht, erhält das Ungeborene eine Erwachsenendosis, also im Verhältnis zu seinem Körpergewicht eine riesige. Auf den Säuglingsstationen kann man beobachten, wie die narkotisierten Babys vor sich hin dösen. Die Hypothese ist logisch, dass Menschen, die dieses Trauma erlitten, später unter großem psychischen Stress dazu neigen könnten, wie abwesend zu reagieren, nicht voll bewusst zu sein.

Sonderfall-Babys, die noch in den „Brutkasten" müssen, sind mehrere Wochen lang in sensorischer Deprivation, vor allem fehlen ihnen menschliche Botschaften. Eltern und Personal sollten sie oft berühren und zu ihnen sprechen. Sie brauchen besonders viel Liebe, denn das Unbehagen des Gefüttertwerdens mit dem Schlauch, der bis in den Magen reichen muss, bedarf der Kompensation. Jahre später in der Primärtherapie, fühlen sie sich auf einer großen, leeren Fläche liegen und vermissen Bewegung um sich herum.

Zwei Drittel von Hundert muttergetrennten Babys, die zwölf Stunden nach der Geburt beobachtet wurden (Eva REICH), schrien, hatten Hunger, waren rot im Gesicht und ganz von Sinnen vor Schreien.

Die Anpassungsperiode nach der Geburt dauert ein Vierteljahr. Folgt man der „natürlichen Selbstregulation", wird das Kind nicht isoliert, um so viel wie möglich zu schlafen. Es ist bei der Mutter, auch wenn sie nach Tagen oder Wochen umhergeht, um ihren Haushalt zu besorgen. Es hört, es sieht, es wird durch Wohnungs- und Naturgeschehen angesprochen, wird nicht „vorm Leben behütet." Bei den amerikanischen Indianern wird es allerdings drei Wochen vor Sonne geschützt. Strenge Regeln bzw. Zeitschemata, wie ein Fütterungsplan sind überflüssig. Babys dürfen „andauernd an der Brust hängen."

Verläuft die Anpassungsperiode gestört, kann ein „Teufelskreis" entstehen: Ein Baby, das schreit, ärgerlich ist, unglücklich ist, nicht schlafen kann, und eine unglückliche Mutter, die zusammenbricht, weil es so schwierig scheint, eine gute Mutter zu sein. In dieser Situation hilft zarte Babymassage (HEINL 1983)[94]. Das Kindchen entspannt sich, bekommt rosige Haut. Babys nach Zangengeburt, mit deformiertem Kopf und Ringen unter den Augen, öffnen sich der Welt innerhalb von drei Wochen wie Blumen. Massage ist viel mehr als nur eine physische Bearbeitung! Außerdem wird so der ambivalenten Mutter geholfen, ihr Baby lieb zu gewinnen. Der in den Theorieansätzen der „körperorientierten" Psychotherapien informierte Leser wird sich vorstellen können, dass wir an dieser Stelle, wenn wir mehr Raum hätten, gern einen Exkurs in die Problemgeschichte unternähmen, zu Wilhelm Reich, auf den die bedeutendsten „bioenergetischen" Anregungen zurück gehen (um 1930, siehe 1972,1973)[95]. Sie sind auch prophylaktisch relevant.

Zum Schluss noch eine ebenfalls auf den Zustand der Mutter gerichtete Bemerkung, doch auf die Geburtssituation bezogen. Aus der Plazenta werden Gammaglobulin und Choriogonstropin gewonnen. Aber sie muss noch viel mehr Substanzen enthalten. Alle Säugetiere, außer der Wal, fressen die Plazenta, offensichtlich instinktiv, als etwas Wertvolles. Bauern hindern die Haustiere im Stall daran, wahrscheinlich mit Recht, denn dort ist es nicht so sauber wie draußen auf der Wiese (wo die Kuh, die dort kalbt, ihre Plazenta eben doch frisst und das gut verträgt). Die Menschenmutter hat einen ganz ähnlichen Stoffwechsel. Also kann man die Plazenta abwaschen, auf einen Teller legen und von der mütterlichen Seite, wo die schwammigen Teile sind, traubengroße Teile abschneiden, sie der Mutter nach der Geburt roh geben (etwa ein Drittel der Plazenta, nie mehr als die Hälfte). Dabei geht es nicht um den Nährwert, sondern um endokrine Effekte. Es handelt sich um eine pitocinähnliche Wirkung, die schon über die Mundschleimhaut zustande kommt. Der Uterus kontrahiert in Minuten. Es kommt nicht zu Blutungen, da sich die Plazentaöffnungen rasch schließen. Die Frauen fühlen sich kräftiger, sind rege, stehen am selben Tag auf. Ihre Milchbildung ist angeregt. Um welche Stoffe es sich handelt, ist biochemisch noch nicht aufgeklärt. Psychologen, die nicht nur psychosomatisch, sondern auch somatopsychisch zu denken gewohnt sind, wundern sich wohl nicht über unsere, noch nicht systematisch geprüfte Hypothese, dass der Plazenta-Verzehr auch auf die Stimmungslage wirkt und in der Lage sein könnte, Wochenbettpsychosen zu verhindern (BÖTTCHER 1988)[96].

VI. Praxisbeispiele

Es werden hier aus der Fülle der Praxisanwendungen exemplarisch Fallbeispiele angeführt, um die Wirkung der Babymassage auf verschiedenen Praxisgebieten zu zeigen. Die Beispiele verdeutlichen auch, dass hier ein reiches Feld für die Forschung vorliegt und noch viele Schätze zu heben sind. Die „normale" Anwendung bei Babys, in der Geburtsvorbereitung und unter Partnern wurde bereits beschrieben, worauf hier deshalb nur verwiesen wird.

**Fallbeispiele aus der Klinikpraxis
der Kinderkrankenschwester Dagmar Rehländer**

Ich habe im Rahmen meiner Ausbildung als Massagetherapeutin bei Andreas Meyer auch die Sanfte Schmetterlings-Babymassage kennen- und schätzengelernt. In meiner Praxis als Kinderkrankenschwester konnte ich die Massage immer häufiger in verschiedenen Situationen anwenden, zum Beispiel bei Schwangerschaftserbrechen und anderen Problemen, bei denen kein Medikament Wirkung zeigte. Es ist erstaunlich, welche positiven Veränderungen auftreten und ich bedaure sehr, dass ich im Klinikalltag so wenig Zeit habe für dieses kleine „Wunder".

Hier einige Beispiele:

Ein Baby wurde auf dem Wege einer sanften Geburt geboren, alles lief gut, ganz in Ruhe und so, wie man es sich wünscht. Obwohl es dem Baby und auch der Mama nach der Geburt gut ging, das Stillen von Anfang klappte und ausreichend Muttermilch vorhanden war, fand das Baby keine Ruhe und schrie fast den ganzen Tag. Es war nur kurze Zeit während des Trinkens an der Brust ruhig, aber sobald es seinen Durst gestillt hatte, ging das Schreien wieder los. Alles wurde versucht, was man nur machen konnte: Bonding, Pucken (eine Wickeltechnik, bei der der Säugling eng in ein Tuch eingebunden wird, um Ruhe zu finden) und manches mehr. Aber alles half nur kurz. Auch die Kinderärztin konnte keine körperliche Ursache feststellen und meinte, alles sei „in bester Ordnung".

Ich versuchte es mit einer Sanften Schmetterlings-Babymassage, so wie ich sie in meiner Ausbildung gelernt habe. Das Neugeborene wurde zusehends ruhiger. Da das Ausstreichen für das Baby deutlich am angenehmsten war, habe ich diese Streichungen sanft und ausführlich gemacht. Es wurde dann deutlich, dass ihm das Ausstreichen der Stirn besonders angenehm zu sein schien. Vermutlich wurde dadurch der Geburtsdruck, der noch immer in der Stirn wirkte, aufgelöst. Danach lag es schon viel entspannter auf meinem Schoß und schlief schließlich fest ein. Als es nach fünf Stunden tiefem Schlaf wach wurde, trank es gut an der Brust, die Schreiattacken traten nicht mehr auf und das Baby ließ sich jetzt ganz normal beruhigen.

***

Nach der Entbindung durch einen Kaiserschnitt, wegen einer Beckenendlage des Kindes, fühlte sich eine Patientin „wie geteilt und nicht mehr zusammengehörig". Sie spürte den unteren Teil ihres Körpers nicht mehr richtig und hatte das Gefühl, als gehöre dieser Teil nicht mehr zu ihr. Sie erklärte, dass sie damit nicht mehr leben kann und will.

Während der Babymassage bei der Mutter erlebte sie das verbindende Streichen besonders intensiv und schlief danach ganz entspannt ein. Nach dem Aufwachen fühlte sie sich wieder „als Ganzes" und meinte, ich hätte sie wieder zusammengebaut. Dieser Zustand hielt nachhaltig an.

***

Bei einer Mutter verlief die Geburt ihres zweiten Kindes ganz problemlos und es ging ihr zunächst gut. Als sich der Tag ihrer Entlassung aus der Klinik näherte, wurde sie immer unruhiger und schließlich ganz aufgeregt. Es kamen Zweifel in ihr auf, ob sie zu Hause denn auch alles schaffen würde. Die Unruhe und Angst übertrugen sich natürlich auch auf das Baby, woraufhin sich auch das Stillen plötzlich schwierig gestaltete und das Kind nur noch brüllte.

Die Mutter verlor daraufhin völlig die Nerven und weinte nur noch. Sie hatte einfach keinen Plan, wie es zu Hause weitergehen sollte und geriet zunehmend in Panik. Am Nachmittag vor ihrer Entlassung schickte ich ihren Mann mit dem Baby und dem Geschwisterkind zu einem Spaziergang in den Park. Der Frau gab ich eine intensive und liebevolle Babymassage. Sie konnte sich tief darauf einlassen und genoss besonders das Einwickeln in eine Decke und das Festgehaltenwerden danach. Sie fühlte sich nach der Babymassage ganz geborgen und beruhigt und schlief friedlich ein. Nach einer Weile erwachte sie mit einem Lächeln, war wie ausgewechselt und freute sich auf ihre Lieben.

***

Eine junge Frau erhielt in der 17. Schwangerschaftswoche wegen massivem Erbrechen Medikamente per Infusion, aber nichts half. Sie erbrach mehrmals in einer Stunde, war schon ganz kraftlos, hatte kaum noch Appetit, und wenn sie etwas zu sich nahm, ließ die Übelkeit nicht lange auf sich warten. Dann erhielt sie wieder Antibiotika, weil bei ihr Keime festgestellt wurden, durch die es zu einer Fehlgeburt hätte kommen können. Nachdem es für sie schwierig gewesen war, überhaupt schwanger zu werden, freute sie sich riesig auf ihr Kind und wollte es natürlich auf keinen Fall verlieren. Doch es ging ihr immer schlechter.

Ich fragte sie, ob sie sich auf eine Babymassage einlassen könne. Sie freute sich darauf, denn ihr ganzer Körper stand unter massiver Anspannung. Nach jedem Ausstreichen, besonders über den Kopf, entspannte sie sich zusehends und ich fand immer besseren Kontakt zu ihr. So machte ich besonders viele Ausstreichungen, die ihr gut taten. Nach der Babymassage war die junge Frau nicht mehr wiederzuerkennen. Sie saß strahlend im Bett, spürte ein leichtes Kribbeln im ganzen Körper und fühlte sich sehr wohl. Die Übelkeit war fast verflogen und in den nächsten Tagen ging es ihr immer besser. Die Geburt verlief dann problemlos.

***

Ein Baby musste mit der Saugglocke geholt werden, weil es mit dem Becken stecken geblieben war. Die Geburt war für Mutter und Kind sehr anstrengend. Für den kleinen Jungen war die Folge der Anstrengung, dass er nicht schlafen konnte, sehr ängstlich war und mit großen Augen in die Welt schaute.

Manchmal fielen ihm doch für kurze Zeit die Augen zu, aber immer nur kurz. Es schien als ob er dachte: „Wenn ich die Augen schließe und nicht aufpasse, passiert wieder etwas Furchtbares für mich." Er konnte die Berührung und das Kuscheln mit der Mama nicht wirklich genießen und sich auch beim Stillen nicht entspannen.

Im Nachtdienst hatte ich etwas Zeit und das Kind war zur Obhut im Kinderzimmer, weil die Mutti duschen war. Ich habe den Kleinen in seine Kuscheldecke gelegt, ihm ganz sanft über den Kopf gestrichen, vorsichtig das Gesicht massiert und liebevoll Arme, Körper und Beine ausgestrichen. Danach habe ich ihn lange gehalten, um ihm Sicherheit zu geben und nach einer ganzen Weile fielen ihm die Augen zu. Er schlief endlich für ein paar Stunden ein und war erstmals ganz ruhig. In den nächsten Tagen wirkte er viel ruhiger und entspannter.

Fallbeispiele aus der therapeutischen Praxis von Andreas Meyer

Eine Mutter mit einem vier Monate alten Baby kam, weil das Baby nicht mehr von der Brust trinken wollte. Sie war deswegen schwer verunsichert und fragte sich, was sie wohl falsch machte. Ich beobachtete den Versuch der Mutter, das Baby anzulegen und sah, dass es sich mit den Händchen regelrecht von der Mutter wegdrückte und keinen Körperkontakt mit ihr haben wollte. Auch beim Versuch, das Kind sanft zu berühren, gab es eine ähnliche Reaktion. In insgesamt drei Sitzungen innerhalb von drei Tagen gab ich dem Baby jeweils eine sanfte Babymassage, wobei ich mich langsam von den Bereichen, in denen die Berührung angenehm war, zu den „schwierigeren" durcharbeitete, bis das Baby die ganze Massage genießen konnte.

Der Mutter hatte ich ebenfalls eine Sanfte Babymassage gegeben und ihr dann die Massage, vor allem im Hinblick auf die speziellen Kontaktqualitäten, beigebracht. Auch Probleme mit dem Partner, an denen die Mutter litt, wurden besprochen.

Dann führte ich eine weitere Babymassage mit dem Kind durch und übergab sie dabei phasenweise an die Mutter, die sie schließlich ganz behutsam fortsetze. Das Kind blieb dabei ganz offen und schaute der Mutter lange Zeit tief in die Augen. Dann legten wir das Kind vorsichtig in ihre Arme und in die Nähe der Brust, ohne es irgendwie zu drängen. Langsam, wie eine Schnecke die herausgekrochen kommt, berührten die Händchen die Brust und wenig später trank es wieder friedlich die Muttermilch. Die Probleme traten danach nicht wieder auf.

***

In der Arbeit mit schizophrenen Patienten erlebte ich immer wieder die Besonderheit, dass körperliche Berührung als angstbesetzt erlebt wurde, die Grenze zwischen Innen und Außen verschwamm und innerlich größte Unruhe und Verzweiflung erlebbar waren. Dies schien mir auf spezielle Schwierigkeiten in der Entwicklung der leibbezogenen (unteren) Sinne (siehe Kapitel I, *Sinnesentwicklung*) hinzudeuten, besonders im Bereich des Tastsinnes. Außerdem war aus der Biografie oft klar ersichtlich, dass die Primärbeziehung zur Mutter schwer gestört war.

Behutsam habe ich die jungen Männer und Frauen an die Sanfte Schmetterlings-Babymassage herangeführt und ganz besonders auf noch so kleine Signale von Abwehr geachtet. Nachdem sie sich schrittweise immer tiefer für diese Art der Berührung geöffnet hatten, leuchteten die Augen, sie waren meistens über Tage ganz klar und konnten kaum genug davon bekommen.

***

Bei der sogenannten „Enthospitalisierung" von schwerstmehrfachbehinderten Menschen mit „Doppeldiagnosen" (es handelte sich um Menschen mit schwerer Mehrfachbehinderung und zusätzlichen psychotischen Störungen) aus der geschlossenen, heiltherapeutischen Abteilung (HTA) der Karl-Bonhoeffer Klinik in Berlin, habe ich seinerzeit 16 der schwierigsten Fälle in eine eigens dafür geschaffene Wohneinrichtung übernommen. Andere Wohnheimträger hatten sich geweigert, diese schwierigen Patienten aufzunehmen.

Nach wochenlangem Kampf um die Integration dieser Menschen, mit Begleitung über Tag und Nacht und intensiver persönlicher Begleitung, blieben zwei Menschen übrig, die immer wieder regelrechte Tobsuchtsanfälle bekamen, dabei markerschütternd und über Stunden schrien, sich dabei selbst schlugen und scheinbar durch nichts zu beruhigen waren. Nachdem ich immer wieder in „Notfalleinsätzen" durch körperliches Halten (Bonding) bei ihnen blieb, Blickkontakt aufbaute, nicht wegging und schließlich wieder Kontakt herstellen konnte, fand eine erste Beruhigung statt. Dann wandte ich schließlich die Sanfte Schmetterlings-Babymassage an. Die Klienten öffneten sich tatsächlich wie eine Blume und schauten friedlich und tief berührt wie ein Baby.

Ich hatte den Eindruck, dass vielleicht noch nie jemand auf dieser Gefühlsebene für diese Menschen dagewesen war. Sie wurden immer weicher, empfindsamer und entwickelten sogar eine soziale Wahrnehmung und Mitgefühl mit Anderen. Die extremen Anfälle von Schreien und Toben traten nicht mehr auf. Als später die ehemaligen Leiter der HTA ihre Patienten friedlich im Park beim Spaziergang sahen, sprachen sie von einem „medizinischen Wunder" und in verschiedenen Publikationen wurde darüber anerkennend berichtet.[97]

***

Ein sechsjähriger Junge mit Asthma bronchiale wurde von seiner Mutter zu mir gebracht, weil die Asthmaanfälle schon seit langem mehrfach wöchentlich und ziemlich schwer auftraten. Es stellte sich bald heraus, dass tiefsitzende Angst sein Grundthema war und ihm diese Angst eine innere Enge bis hin zur Panik verursachte. Die Angst war übrigens, wie bei vielen weiteren Fällen, auch auf Seiten der Mutter ein großes Thema und es zeigte sich, dass sie schon vor der Geburt des Kindes ständig in der Angstvorstellung lebte, ihr Kind könnte sterben.

Nachdem ich ein Vertrauensverhältnis zu dem Jungen aufgebaut hatte erzählte ich ihm Geschichten, in denen es stets um starke Mutprüfungen eines sechsjährigen Jungen ging, in Kämpfen um Leben und Tod. In den Geschichten wurde stets die Angst durch Mut überwunden und so siegte der Junge über alle Gefahren. Später kämpften wir spielerisch miteinander und als er auch dabei Mut entwickelt hatte, besserte sich das Asthma schon deutlich; die Anfälle verliefen weniger schwer und traten seltener auf.

Der Junge beschrieb mir mehrfach sein Erlebnis, dass er nachts eine schwarze Gestalt erlebt, die wie ein Schleier in seinen Körper kriecht. Deshalb bekäme er manchmal noch Asthma. Durch wiederholte Sanfte Babymassage war es möglich, dass er sich innerlich tief öffnete und die Grenze zwischen Innen und Außen (die mit dem Tastsinn zusammenhängt) deutlicher spüren konnte. Er beschrieb, wie dadurch das schwarze Wesen nicht mehr in ihn hinein konnte und nur noch im Raum blieb. Nach weiteren Babymassagen und sozialen Übungen blieb der Junge dauerhaft asthmafrei.

***

In der Hellmuth-Ulrici-Klinik in Sommerfeld/Kremmen war ich verantwortlich für die körperpsychotherapeutische Arbeit in der analytischen Gruppentherapie mit Asthmatikern. Als zentrales Thema aller Patienten zeigte sich immer wieder die innere Enge, die durch Angst ausgelöst wird. Angst ist Enge. Die Angst kann überwunden werden durch Mut, durch innere Öffnung und Ausdehnung, durch die bewusste Bejahung des Lebens, das Anschauen und Hereinlassen des Vermiedenen, durch Verantwortungsübernahme. Dadurch geschieht Ausdehnung, als Gegenstück zur Enge.

Die Angst hat zugleich ihren Sitz im Bereich der unteren Sinne, auf der Hautebene (Tastsinn) und der Ebene des Sympathikus und Parasympathikus (Lebenssinn). Die Anwendung der Babymassage in einer späteren Phase der Therapie, nachdem die bewusste Entscheidung für Leben und Öffnung gefallen war, zeigte enorme Wirkung. Die Atmung vertiefte sich, Entspannung und Geborgenheit (als Gegenpol zur Angst) trat ein, die Haut war gut durchblutet und viele fühlten sich wie innerlich befreit und erlöst.

***

In meiner Tätigkeit als pädagogisch-psychologischer Berater an Waldorfschulen hatte ich viel mit Kindern zu tun, deren Grundgefühl Angst und innerer Rückzug war. Neben Gesprächen, Spielen, Arbeit an den unteren Sinnen und sozialtherapeutischen Maßnahmen war die Babymassage immer wieder das „Zaubermittel", um sehr effizient wieder die Grundgefühle von Vertrauen, Lebenszuversicht, Geborgenheit und inneres Wohlgefühl herzustellen.

Meistens besserten sich innerhalb kürzester Zeit die anderen Schwierigkeiten, die Ausgangspunkt der Beratung waren. Sehr hilfreich war es, die Eltern mit einzubeziehen und sie zu befähigen, sich gegenseitig diese Massage geben zu können. Da die Babymassage besonders im Bereich des Tast- und Lebenssinns wirkt, ist sie besonders effektiv bei hyperkinetischen Kindern[98], wo sie bereits nach wenigen Anwendungen zu starker Beruhigung und Harmonisierung führte.

VII. Eva Reich in Ostberlin

Meine erste Begegnung mit Eva Reich fand schon vor dem ersten persönlichen Kennenlernen statt. Seit 1979 hatte ich mich intensiv mit Wilhelm Reich beschäftigt, mir unter teils schwierigen Bedingungen in der ehemaligen DDR die gesamte damals verfügbare Literatur von ihm beschafft und gründlich studiert. 1983 stöberte ich in der Staatsbibliothek in Berlin unter dem Stichwort „Wilhelm Reich" und fand einen merkwürdigen Eintrag zu Mikrofilmen. Tatsächlich wurde mir auf Nachfrage ein Paket ausgehändigt, das noch original vom Absender beschriftet war und eine große Menge von Mikrofilmen über das Gesamtwerk von Wilhelm Reich enthielt. Der Absender war: Eva Reich, Orgon Institut Rangeley, Maine USA. Die Filme waren noch verpackt und zuvor noch niemals angeschaut worden. Sie waren bis dahin nicht einmal katalogisiert. Es stellte sich heraus, dass sich darauf praktisch das gesamte verfügbare Material der Forschung von Wilhelm Reich befand. Ich schmuggelte von da an jede Woche zwei Filme aus der Bibliothek, ließ diese in einem Studio auf Fotopapier entwickeln und brachte sie anschließend wieder zurück. Es war ein aufwendiges, kostspieliges und nicht ganz ungefährliches Unterfangen. Auf diese Weise stand bereits 1983 in Ostberlin praktisch das ganze verfügbare Forschungsmaterial von Reich zur Verfügung, das auch Bücher enthielt, die erst später veröffentlicht wurden und zum Teil Material, das bis heute nicht veröffentlicht ist.

Seit 1984 hielt ich dann unzählige Vorträge und Workshops über Leben und Werk von Wilhelm Reich in der DDR, zumeist in kirchlichen Räumen. Die Thematik stieß auf großes Interesse. Ich versuchte so weit wie möglich die Forschungen Reichs nachzuvollziehen und hatte auch einen Orgonakkumulator[99] gebaut und erprobt. Als mich Ende 1984 zum ersten Mal aus Westberlin Heiko Lassek (1957-2011) mit Freunden vom Wilhelm-Reich-Institut in Ostberlin besuchen kam, staunten sie nicht schlecht, eine solche Arbeit in der DDR vorzufinden.

Wenige Monate später, im Mai 1985, war bereits die erste Körpertherapieausbildung in der ehemaligen DDR organisiert, zu der ich eine Reihe von Psychotherapeuten, Ärzten und Psychologiestudenten eingeladen hatte. Ich arbeitete zu dieser Zeit in einer psychiatrischen Abteilung des Krankenhauses Herzberge und studierte zugleich Theologie, Gemeindepädagogik und Psychologie, absolvierte eine Ausbildung in Themenzentrierter Interaktion (Ruth Cohn) und Gesprächstherapie (Rogers/Tausch). Im schützenden Rahmen der evangelischen Kirche konnte ich eine Ausbildung in Körperpsychotherapie organisieren und durchführen. In meinen privaten Wohnräumen (ich hatte zeitweise eine ganze Wohnungsetage dafür zur Verfügung) fanden von da an praktisch fast jede Woche Einzelsitzungen und einmal monatlich ein Ausbildungs-Wochenend-Workshop in kirchlichen Räumen statt. Es kamen Therapeuten aus Westberlin, Westdeutschland, Amerika und aus anderen Ländern, zu denen unter anderem Rob Bennett, David Boadella, Heike Buhl, Ulrike Beyer, Will Davis und Volker Knapp-Diederichs gehörten. In diese Zeit fielen auch meine Begegnungen mit Elisabeth Kübler-Ross und die wertvollen Workshops mit der bedeutenden Familientherapeutin Virginia Satir. Zeitgleich dazu organisierte ich eine Gestalttherapie- und Gestaltpädagogikausbildung, in Zusammenarbeit mit Prof. Claudio Hofmann von der Technischen Universität Berlin. Auf diese Weise konnten ostdeutsche Psychotherapeuten erstmals reichianische Körperpsychotherapie und andere Methoden der Humanistischen Psychologie kennenlernen.

Im Herbst 1985 war Eva Reich in Westberlin. Als ich davon hörte, bat ich die Freunde dort, Eva doch zu einem Tagesbesuch in unsere Ausbildungsgruppe nach Ostberlin mitzubringen, was tatsächlich auch gelang. Die Begegnung und spätere Zusammenarbeit mit Eva Reich gehört für mich mit zu den bedeutsamsten und prägendsten Erlebnissen meiner Ausbildungszeit. Ich war zu diesem Zeitpunkt im besten Sinne und auf verschiedensten Ebenen auf der Suche nach den Quellen des Lebens, des Menschseins und nach geistiger Erfahrung. Seit 1979 studierte ich, neben den großen Psychotherapieschulen und Wilhelm Reich, intensiv die Anthroposophie Rudolf Steiners und hatte 1984 meine beiden wichtigsten anthroposophischen Lehrer, Athys Floride und Georg Kühlewind, im Rahmen des IDRIART-Festivals in Budapest kennengelernt. Bei letzterem habe ich anthroposophische Meditation gelernt, nachdem ich zuvor schon einige Jahre bei dem Zen-Meister Hugo Makibi Enomiya-Lassalle (1898-1990) in jeweils 10-tägigen Exerzitien Zen-Meditation praktiziert hatte. Anthroposophie konnte in der ehemaligen DDR relativ problemlos im Rahmen der Christengemeinschaft studiert werden. Es stand nicht nur die gesamte anthroposophische Literatur zur

Verfügung, sondern sogar ein vierjähriges Grundstudium wurde angeboten – auf hohem Niveau. Es wurde selbstverständlich erwartet und praktiziert, komplette Kapitel von Steiners *Philosophie der Freiheit*, der *Theosophie* oder der *Geheimwissenschaft im Umriss*[100] auswendig und in eigenen Gedanken frei referieren zu können.

Neben meinem Studium habe ich zeitgleich verschiedene psychotherapeutische Ausbildungen absolviert und in vielen Seminaren bei Georg Kühlewind an der Entwicklung einer spirituellen Psychologie und Psychotherapie mitgewirkt. Die Treffen mit Kühlewind fanden mehrmals im Jahr in Berlin, Dresden und Budapest statt. In dieser vielschichtigen und bewegten Phase kam Eva Reich nach Ostberlin und wir lernten uns kennen.

Von Eva fühlte ich mich sofort zutiefst in meiner Suche verstanden, menschlich aufgenommen und auf einer tiefen Ebene berührt. Sie war in keiner Weise dogmatisch, sondern völlig weltoffen, liebevoll annehmend und ohne den oft üblichen Therapeuten-Habitus. Es war für mich damals ein ungeheureres Erlebnis, mit der Tochter von Wilhelm Reich zu sprechen und von ihr viele Zusammenhänge und Erlebnisse mit ihrem Vater aus erster Hand zu hören. Neben ihren leuchtenden Augen und ihrer unermüdlichen Energie hat mich besonders ihre ledrige Haut fasziniert, die, wie sie mir sagte, Folge des sogenannten Oranur-Experimentes[101] sei, das sie miterlebt hatte. Sie war hinsichtlich der vielen bahnbrechenden späteren Forschungen ihres Vaters Zeitzeugin und konnte alle Zusammenhänge bis in die Details hinein aus eigenem Erleben glaubhaft schildern. Es wurde mir spätestens zu diesem Zeitpunkt klar, dass die Forschungen Wilhelm Reichs fortgeführt, vertieft und später aus einer geisteswissenschaftlichen Perspektive erklärt werden müssten. Natürlich war Eva erstaunt und beglückt zu hören, dass die von ihr einfach versuchsweise losgeschickten Mikrofilme angekommen waren, Verbreitung gefunden hatten und sie nun im Osten mit Menschen arbeiten und ihre Ideen vermitteln konnte. Es war eine erstaunliche Fügung des Schicksals.

Eva Reich hatte die Fähigkeit, in kürzester Zeit einen tiefen und warmherzigen menschlichen Kontakt herzustellen, alle üblichen Barrieren abzubauen und „zur Sache" zu kommen. Später, als wir uns näher kannten und schon einige Workshops mit Ausbildungsgruppen, Hebammen und Ärzten aus Geburtskliniken zusammen durchgeführt hatten, habe ich mehrfach ihre Fähigkeit erlebt, bereits nach einer ersten kurzen Begegnung an Menschen sehen zu können, wie die Geburt der betreffenden Person verlaufen war. Wenn sie jemanden zur Demonstration ihrer Arbeit suchte, sprach sie diesen Zusammenhang manchmal direkt an. Man konnte bei ihr ganz elementar eine biographisch-energetische Diagnostik erlernen und es wurde dadurch eindrucksvoll klar, dass alle unsere biographischen Erlebnisse in einer Art „Erinnerungskassette", wie sie es in Anspielung auf die damals verbreiteten Kassettenrecorder nannte, gespeichert sind. Manchmal konnten die betreffenden Personen sofort den von Eva „geschauten" Geburtsverlauf bestätigen; andere Male wurden die Umstände der Geburt erst später bekannt und entsprachen jedes Mal bis ins Detail ihren Anmerkungen dazu.

Wiederholt hat sich Eva Reich als „therapeutische Nihilistin" bezeichnet. Damit meinte sie, dass wir nicht die ganze Welt therapieren können und ohnehin ständig nur versuchen wieder in Ordnung zu bringen, was täglich im Umgang mit Kindern kaputt gemacht wird. Deshalb hatte sie sich entschlossen, für die Rechte der Kinder und für eine gesunde Entwicklung vom Vorgeburtlichen an zu kämpfen, womit sie wiederum an die Arbeit und die Forschungen ihres Vaters zusammen mit Alexander Sutherland Neill (1883-1973) anknüpfte. Neill und Reich hatten als erste untersucht, wie sich ein Kind entwickelt, dass unter energetischen und emotionalen Gesichtspunkten vollständig unblockiert aufwächst und die Frage bewegt, was überhaupt die Kriterien für ein gesundes Kind sind.[102]

In den folgenden Jahren, bis 1989, kam sie einige Male zu uns nach Ostberlin. Meistens brachte sie Früchte und Fruchtsaft mit, damit wir „Energie" bekommen. Sie fand, dass wir alle wenig Vitalität hatten und blass wirkten. Sie riet uns, energiereiche Nahrung zu uns zu nehmen, wie frische Früchte, Getreide und gutes Wasser. Ich organisierte in dieser Zeit, oft unter großen Schwierigkeiten und manchmal sehr kurzfristig und spontan, einige Ausbildungsworkshops mit ihr, Tagungen, Vorträge und vor allem Workshops mit Hebammen und Ärzten in Geburtskliniken, wie der Charité in Berlin. Dabei hörten und erlebten die Teilnehmer oft erstmals die Methoden der sanften Geburt und einige integrierten diese in die Praxis. Bei den Vorträgen waren manchmal bis zu 200 Menschen anwesend. Eva unterrichtete natürliche Geburt, Babymassage, Sanfte Bioenergetik, Emotionelle Erste Hilfe, Vegetotherapie, Energiebalance (Passive Polarity) und das Wiedererleben von Geburtssituationen. Für die meisten Menschen waren diese Erfahrungen vollständiges Neuland. Bei diesen Veranstaltungen hat sie mit ungeheurer Energie und oft unter Einsatz ihres ganzen Körpers die Übungen zur Geburtsvorbereitung und den Ablauf einer natürlichen Geburt vorgeführt, worüber einige beeindruckende Filmaufnahmen existieren.[103]

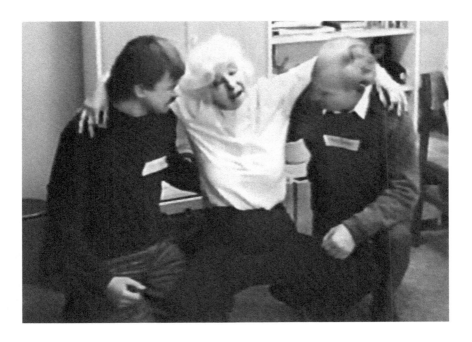

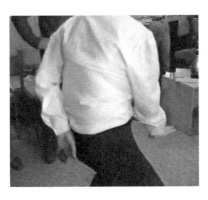

Eva Reich zeigt bei einem Workshop Geburtsstellungen, bei denen die Schwerkraft positiv ausgenutzt wird

Es war außerordentlich befriedigend zu erleben, wie vor allem Hebammen diese Anregungen schnell in ihre Praxis integrierten und sich der Impuls zur natürlichen Geburt bald verbreitete. Ich selbst bekam die Chance, in verschiedenen Kliniken bei Geburten mit dabei zu sein und anschließend den Müttern und deren Babys Sanfte Schmetterlings-Babymassage geben zu dürfen. Auf diese Weise habe ich viele Geburten miterlebt und dabei sehr viel für meine spätere therapeutische Praxis und für die Arbeit mit Hebammen gelernt.

Im Jahre 1988 sagte Eva im Rahmen eines körperpsychotherapeutischen Ausbildungsworkshops zu mir: „Andreas, ich spüre, dass Du Deinen ganz eigenen Weg gehen und nicht bei dieser Arbeit allein stehen bleiben wirst." So war es auch. Es entwickelte sich seit dieser Zeit ein eigenständiger Ansatz einer integrativen Arbeit in spiritueller Seelentherapie, die ich heute *Intuitive Therapie* nenne.[104] Grundlage dafür war die etwa fünfzehnjährige Forschungsarbeit in der Therapeutengruppe mit Georg Kühlewind, die Vertiefung des Schulungsweges zur menschlichen Begegnung mit Athys Floride und damit verbundene geistige Erfahrungen.

Natürlich hatte Eva den Wunsch, dass ich diese Arbeit im Osten weiter verbreite und die empfangenen Früchte weitergebe. Dazu hatte sie mich schließlich ausdrücklich autorisiert. Trotz verschiedener Möglichkeiten aus der DDR auszureisen entschied ich mich ganz bewusst zu bleiben und das Gelernte weiterzugeben. Darin sah ich zugleich eine subtile, subversive Arbeit, die das System unterhöhlen würde, denn lebendige Menschen lassen sich auf Dauer nicht unterdrücken.

Tatsächlich konnte ich bis zur sogenannten „Wende" meine Erfahrungen in eigenen Ausbildungsgruppen (seit 1988), in der eigenen therapeutischen Praxis (seit 1988), in der körperpsychotherapeutischen Arbeit mit Asthmatikern (1986-1987 in der Hellmuth-Ulrici-Klinik in Sommerfeld/Kremmen), in der Arbeit mit Hebammen in Kliniken sowie bei einigen Tagungen der Gesellschaft für ärztliche Psychotherapie und in der Arbeitsgruppe für Kommunikative Bewegungstherapie[105], einbringen.

Verschiedene Fachartikel sind in dieser Zeit entstanden, von denen zwei in diesem Buch abgedruckt sind. Eine ganze Reihe von heute recht bekannten ärztlichen und psychologischen Psychotherapeuten haben damals an den Workshops und an den Körperpsychotherapie-Ausbildungsgruppen teilgenommen, darunter auch der 2007 verstorbene Michael Grunert[106], Michael Froese und Hans-Joachim Maaz, der dazu schrieb:

> Nachdem ich Anfang der 80er Jahre in persönlicher Selbsterfahrung und später mit einer Gruppe von Kolleginnen und Kollegen verschiedene körperpsychotherapeutische Methoden und Techniken kennengelernt und dabei wesentliche Konflikte und Defizite aus der präverbalen Entwicklungszeit fühlend wiederbeleben und emotional verarbeiten konnte. [107]

Für die meisten ostdeutschen Psychotherapeuten war es das erste Kennenlernen körperpsychotherapeutischer Methoden. Sie hatten in ihrer Ausbildung neben der üblichen verhaltenstherapeutischen und gesprächstherapeutischen Ausbildung ihre Kompetenzen meistens über intendierte dynamische Gruppenpsychotherapie, katathymes Bilderleben oder psychodynamische Einzeltherapie erworben. Über den Nimbus, den die körperpsychotherapeutischen Workshops damals hatten, schrieb Arnim H. Krüger:

> Mitte der 80er Jahre begann meine erste Begegnung mit der Körperpsychotherapie. Für uns aus der ehemaligen DDR war Körpertherapie eine fast magisch besetzte Art des Therapierens. Endlich gab es eine Über-Ich-Erlaubnis zu schreien, zu heulen, zu schlagen, sprich, uns kathartisch abzureagieren und auszuagieren. Entsprechend idealisierten wir unsere Workshopleiter wie *Eva Reich, David Boadella, Volker Knapp-Diederichs* u.a. Diese kamen damals über die Grenze und leisteten „für 'n Appel und 'n Ei" Pionierarbeit im Osten.[108]

Oft wurden mir die Besuche von Eva Reich in Ostberlin erst einen Tag vorher bestätigt, so dass ich manchmal sehr kurzfristig einen Raum organisieren und die Teilnehmer einladen musste. Die Arbeit mit Eva Reich in den Ausbildungsworkshops gehörte für viele der anwesenden Ärzte und Therapeuten zu den prägenden Erlebnissen der damaligen Zeit. Agathe Israel schrieb über einen dieser ganz kurzfristig in meiner Ostberliner Wohnung organisierten Workshops:

> Im Winter 1985 begegnete ich Eva zum ersten Mal. Es war ein illegales Treffen in Ostberlin. In einer dunklen schmuddeligen Wohnküche eines Berliner Hinterhauses, natürlich am Prenzlauer Berg, saß eine kleine Frau mit leuchtend weißem Haar und klarem, gütigen Gesicht auf einem Holzstuhl und hatte Angst. Mit einem Tagesvisum aus dem Westen zu den ‚Kommunisten herübergekommen', rechnete sie jeden Augenblick mit ihrer Verhaftung. Wir, eine kleine Gruppe von Therapeuten, die wir die ständige Kontrolle und Bedrückung gewöhnt, ja vielleicht schon etwas abgestumpft waren, wunderten uns nicht wenig.[109]

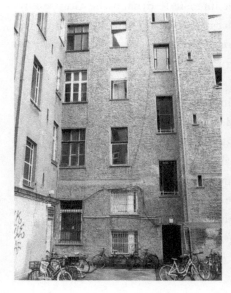 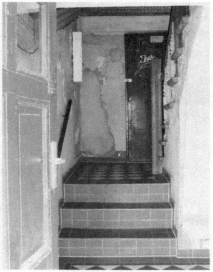

Links: Hinterhof im ehemaligen Ostberlin mit der Wohnung, in der das Treffen mit Eva Reich stattfand

Rechts: Eingang zur Hinterhofwohnung

Tatsächlich war diese Arbeit, in einem Staatssystem wie dem der DDR, durchaus subversiv. Es grenzt nachträglich betrachtet fast an ein Wunder, dass mehrere vollständige Ausbildungen in Körperpsychotherapie, Gestalttherapie und in Gestaltpädagogik, frei organisiert und ohne feste Einbindung in kirchliche Strukturen, weitgehend unbehelligt durchgeführt werden konnten.

Ich habe von zwei Menschen vor dem Mauerfall die Vision gehört, dass die Mauer fallen wird. Georg Kühlewind hat mir Ende 1988 gesagt: „Pass gut auf, im nächsten Jahr wird sich politisch alles verändern und wer weiß, ob dann die Mauer noch steht." Manchmal hatte ich das Gefühl, dass von drei verschiedenen Seiten oder Kräften her das Ende des DDR-Regimes kommen wird. Die eine Seite war die Friedens- und Protestbewegung, die ich natürlich in Berlin hautnah miterlebt hatte. Ich hatte selbst oft als Liedermacher mit Protestsongs bei Kirchtagen und anderen Veranstaltungen gesungen. Noch im Mai 1989 saß ich mit Marianne Birthler, der späteren Bundesbeauftragten für die Stasi-Unterlagen, in einer Eckkneipe im Prenzlauer Berg und diskutierte intensiv die aktuelle Situation und Zukunftsfragen. Wir kannten uns sehr gut von kirchlichen Projekten und sie versuchte mich stets zu überzeugen, mich noch stärker politisch zu engagieren.

Die zweite Kraft hatte mit der Anthroposophie und der Meditation zu tun. Kühlewind hatte einmal in einem Brief geschrieben: „Aber ich schlage vor, dass wir es tun, das Einzige, was man tun kann, um Zukunftskeime zu setzen: das Meditieren für die Zukunft. Oder wenigstens: dass wir es versuchen in unserer Schwachheit." Ich hatte jahrelang für ihn die *Briefe an die Freunde*[110] getippt und verschickt und lebte in der von ihm formulierten Zuversicht. Die dritte Kraft hatte mit Eva Reich und der Arbeit am Lebendigen zu tun, die auch das Thema dieses Buches ist.

Die Freisetzung der Kraft des Lebendigen im eigenen Inneren und das Erlernen von Selbstbestimmung und Selbstregulierung, bleiben auf Dauer nicht ohne Folgen. Eva wurde mehrfach an der Grenze kontrolliert und dann zum Beispiel mit den Worten entlassen: „Na dann viel Glück heute Abend im Fennpfuhl." Vor der evangelischen Kirche am Fennpfuhl in Berlin-Lichtenberg, in der ich im November 1988 einen Vortrag mit Eva Reich organisiert hatte, standen entsprechend viele Beamte der Staatssicherheit. Immer mussten wir damit rechnen, dass es Probleme geben könnte. Dennoch muss ich sagen: Ich hatte niemals Angst deswegen und habe die Organisation stets völlig offen und ohne einen konspirativen Charakter durchgeführt. Es war mir klar, dass ich dafür jederzeit auch verhaftet werden könnte.

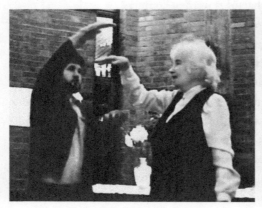 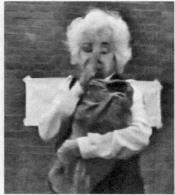

Links: Eva Reich macht bei der Tagung im Fennpfuhl Übungen zur Energiewahrnehmung mit den Teilnehmern

Rechts: Eva Reich führt vor, wie man ein Kind hält mit energetischer Verbindung

Eva Reich hat bei dieser Veranstaltung tief berührende Themen zum Lebendigen angesprochen und mit allen Teilnehmern Wahrnehmungsübungen zur Lebensenergie gemacht, wovon es interessante Filmaufnahmen gibt.[111]

Sie stand am Ende des Vortrages unmittelbar vor dem gebogenen Kreuz im Kirchenraum und sprach die denkwürdigen Worte: „Ich spüre, dass die Mauer schmilzt."

Auch wenn damals viele Menschen darüber lächelten: Ein Jahr später war die Mauer offen. Damit war Eva Reich für mich die zweite Person, die praktisch den Mauerfall vorhergesagt hatte.

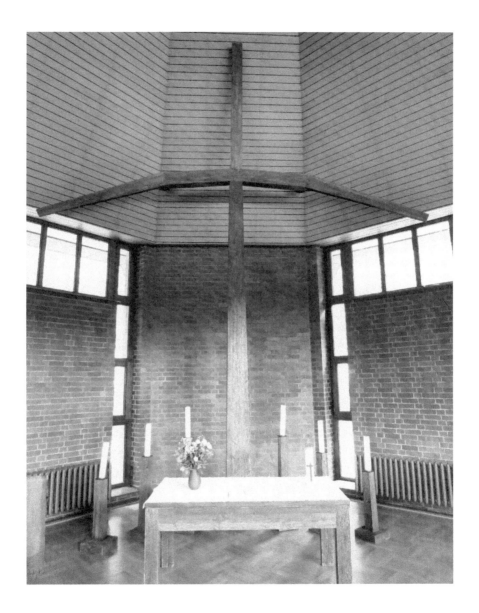

Das Kreuz in der Kirche am Fennpfuhl, vor dem Eva Reich stand

Anmerkungen

1. Buber, Martin, *Die Erzählungen der Chassidim*, 11. Aufl. (Zürich: Manesse, 1990), S. 329.
2. Blechschmidt, Erich, *Wie beginnt das menschliche Leben? Vom Ei zum Embryo* (Stein am Rhein: Christiana, 2008); ders.: *Die Frühentwicklung des Menschen. Eine Einführung* (München: Kiener, 2011); ders.: *Ontogenese des Menschen: Kinetische Anatomie* (München: Kiener, 2012).
3. Appenzeller, Kaspar, *Die Genesis im Lichte der menschlichen Embryonalentwicklung* (Basel: Zbinden, 1989).
4. Blechschmidt, Erich, *Vom Ei zum Embryo. Die Gestaltungskraft des menschlichen Keims* (Stuttgart: Deutsche Verlags-Anstalt, 1968), S. 94.
5. Ebd., S. 39.
6. *Der musikalische Bau des Menschen* ist bislang die einzige Darstellung anthroposophischer Menschenkunde, die konsequent von der plastischen Anatomie zu einer musikalischen Physiologie innerer Organprozesse fortschreitet. Husemann, Armin Johannes, *Der musikalische Bau des Menschen: Entwurf einer plastisch-musikalischen Menschenkunde* (Stuttgart: Freies Geistesleben, 2003).
7. Mees beschreibt die Metamorphose im menschlichen Skelett und den dreigliedrigen Menschen. Mees, Leendert Frederik Carel, *Das menschliche Skelett. Form und Metamorphose* (Stuttgart: Urachhaus, 1981).
8. Rohen beschreibt den menschlichen Organismus in seinen funktionellen Zusammenhängen, in lebendigen Ganzheiten und Qualitäten, anhand der phänomenologischen Methode Goethes. Neben der funktionellen Gliederung des menschlichen Organismus in drei Bereiche, werden alle Organsysteme und die phylogenetischen Entwicklungsprozesse in ihrer inneren, dreigliedrigen Funktionsdynamik beschrieben. Rohen, Johannes Wolfgang, *Morphologie des menschlichen Organismus. Entwurf einer goetheanistischen Gestaltlehre des Menschen* (Stuttgart: Freies Geistesleben, 2000).
9. Eine Anleitung zur Schulung dazu ist zu finden bei: Steiner, Rudolf, *Wie erlangt man Erkenntnisse der höheren Welten?*, 22. Aufl., GA 10 (Dornach/Schweiz: Rudolf Steiner Verlag, 1975); Kühlewind, Georg, *Wege zur fühlenden Wahrnehmung* (Stutt-

gart: Freies Geistesleben, 1990). Ein Beispiel für ein Übungsbuch aus jüngster Zeit ist: Schmidt, Dorian, *Lebenskräfte - Bildekräfte. Methodische Grundlagen zur Erforschung des Lebendigen* (Stuttgart: Freies Geistesleben, 2010). Der Autor gibt seit 25 Jahren Seminare zur Wahrnehmung des Lebendigen. Hinweise dazu unter: http://www.meyer-consulting-berlin.de/ausbildungen/berater-fuer-lebensenergie.php.

10   Vgl. Vorwort zu: *Seele und Geist* von Andreas Meyer, in: Meyer, Andreas (Hrsg.), *Seele und Geist. Ansätze zu einer spirituellen Seelentherapie* (Flensburg: Flensburger Hefte Verlag, 1993).

11   Wilhelm Reich nannte die Lebensenergie *Orgonenergie* und ging davon aus, dass diese nicht nur im menschlichen Organismus, sondern auch im Erdboden und in der Atmosphäre vorhanden ist. Er machte sie an pflanzlichen und tierischen Organismen visuell, thermisch und elektroskopisch nachweisbar und beschrieb die Farbe der Orgonenergie als blau oder blaugrau. Mit dem „Orgon-Akkumulator" entwickelte er ein Gerät zur Akkumulation atmosphärischer Orgonenergie, das sich therapeutisch zur bioenergetischen Stärkung geschwächter Organismen verwenden ließ und mit dem erstaunliche Heilerfolge erzielt werden konnten. Es wird auch heute in verschiedenen Kliniken verwendet. Vgl.: Senf, Bernd, „Die Forschungen Wilhelm Reichs (IV)", *emotion. Wilhelm-Reich-Zeitschrift*, 1981; Gebauer, Rainer/Müschenich, Stefan, *Der Reichsche Orgonakkumulator. Naturwissenschaftliche Diskussion, praktische Anwendung, experimentelle Untersuchung* (Frankfurt/Main: Nexus, 1987); Lassek, Heiko, *Orgontherapie* (Berlin: Verlag Ulrich Leutner, 2005).

12   Die Koronaentladungs- oder Kirlianfotografie ist ein hochfrequentes fotografisches Verfahren zur Visualisierung von Glimm- oder Koronaentladungen. Koronakameras werden unter anderem eingesetzt, um Korona-Entladungen bei Hochspannungsleitungen optisch sichtbar zu machen. Vgl.: Franz, Willi, *Handbuch der Kirlianfotografie - die Technik der Kirlianfotografie in Theorie und Praxis.* (Husum: Hannemann, 1987); Lay, Peter, *Kirlian-Fotografie - faszinierende Experimente mit paranormalen Leuchterscheinungen* (Poing: Franzis, 2000). Siehe dazu auch die Forschungen der Projektwerkstatt Physik der TU Berlin, 1989/1990, unter: http://web.archive.org/web/20121128154659/http://www.unistuttgart.de/philo/fileadmin/doc/pdf/gottschalk/kirlian.html.

13   Bei der Steigbildmethode wird ein wässriger Extrakt der Untersuchungsprobe mehrfach in einem Chromatografiepapier durch Kapillarität zum Steigen gebracht,

wodurch qualitative Unterschiede gezeigt werden können. Das Verfahren wurde von der Wala Heilmittel GmbH unter der Leitung von Rudolf Hauschka weiterentwickelt. Vgl.: Engqvist, Magda, *Die Steigbildmethode. Ein Indikator für Lebensprozesse in der Pflanze* (Frankfurt/Main: Vittorio Klostermann, 1977).

14 Die Kupferchloridkristallisation ist ein Verfahren zur Beurteilung und Qualitätsbegutachtung von Pflanzen und Lebensmitteln, die 1925 von dem Chemiker entwickelt wurde. Dabei wird einem Extrakt der jeweiligen Probe eine Kupferchloridlösung zugesetzt, die danach in dünner Schicht auf einer Glasplatte zur Kristallisation gebracht wird. Dabei ergeben sich charakteristische Strukturveränderungen des Kristallisats. Vgl.: Selawry, Alla und Oleg, *Die Kupferchlorid-Kristallisation in Naturwissenschaft und Medizin* (Stuttgart: Gustav Fischer Verlag, 1957); Pfeiffer, Ehrenfried, *Studium von Formkräften an Kristallisationen* (Dornach/Schweiz, 1931); Pfeiffer, Ehrenfried, *Empfindliche Kristallisationsvorgänge als Nachweis von Formkräften im Blut* (Dresden: Verlag E. Weise, 1935). Die Rundfilterchromatogramm-Methode (auch Chroma-Methode oder Chroma-Test) wurde 1953 von Ehrenfried Pfeiffer aufgrund von Anregungen Rudolf Steiners als Verfahren zur Beurteilung und Qualitätsbegutachtung von Pflanzen, Lebensmitteln, Böden, Komposten und biologischen Substraten entwickelt. Vgl.: Pfeiffer, Ehrenfried, „Eine qualitativ chromatographische Methode zur Bestimmung biologischer Werte. I. Unterschiede von Humus- und Kompostqualität", *Lebendige Erde* Nr. 5 (1959), S. 205–215; Voitl, Helmut/ Guggenberger, Elisabeth, *Der Chroma-Boden-Test* (Wien: Orac, 1986).

15 Vgl.: Zalecka, Aneta, *Entwicklung und Validierung der Steigbildmethode zur Differenzierung von ausgewählten Lebensmitteln aus verschiedenen Anbausystemen und Verarbeitungsprozessen (Dissertation Universität Kassel)* (Kassel, 2007).

16 Hebammen und Kinderkrankenschwestern berichteten mir in jüngster Zeit, dass man dieses „alte Gesicht" inzwischen immer seltener sieht.

17 Ich gebrauche den Ausdruck „Leib" hier nicht nur im Hinblick auf physisch-sinnliche Körperformen, sondern im Sinne von Steiners Formulierung: *Mit „Leib" soll bezeichnet werden, was einem Wesen von irgendeiner Art „Gestalt", „Form" gibt.* Steiner, Rudolf, *Theosophie. Einführung in übersinnliche Welterkenntnis und Menschenbestimmung*, 32. Aufl., GA 9 (Dornach/Schweiz: Rudolf Steiner Verlag, 2002), Kapitel: Leib, Seele und Geist, S. 38 f.

18 Der Ätherleib wird von Steiner in seiner *Theosophie auch* als „lebenerfüllte Geistgestalt" und als „Bilde-Kräfte-Leib" bezeichnet. Steiner, *Theosophie*, GA 9, S. 37.

19 Van Lommel, Pim, *Endloses Bewusstsein: Neue medizinische Fakten zur Nahtoderfahrung* (München: Droemer/Knaur, 2013).

20 Steiner, Rudolf, *Die Methodik des Lehrens und die Lebensbedingungen des Erziehers*, 5. Aufl., GA 308 (Dornach/Schweiz: Rudolf Steiner Verlag, 1986), Vortrag vom 9. April 1924 in Stuttgart, S. 27 f.

21 Vgl. dazu: Spitz, René, *Die Entstehung der ersten Objektbeziehungen. Direkte Beobachtungen an Säuglingen während des ersten Lebensjahres* (Stuttgart: Klett-Cotta, 1973).Stern, Daniel N., *The Interpersonal World of the Infant: A View from Psychoanalysis and Developmental Psychology* (New York: Karnac, 1998); ders.: *Tagebuch eines Babys. Was ein Kind sieht, spürt, fühlt, denkt.* (München/Zürich: Piper, 2002). Dornes, Martin, *Der kompetente Säugling. Die präverbale Entwicklung des Menschen* (Frankfurt/Main: Fischer, 1993); ders.: *Die frühe Kindheit. Entwicklungspsychologie der ersten Lebensjahre* (Frankfurt/Main: Fischer, 1997); ders.: *Die emotionale Welt des Kindes* (Frankfurt/Main: Fischer, 2000); Keller, Heidi, *Handbuch der Kleinkindforschung*, 3. Aufl. (Bern: Huber, 2002).

22 Downing, George, *Körper und Wort in der Psychotherapie* (München: Kösel, 1996).

23 Stern postulierte 1996, dass die frühen Interaktionsschemata in den sog. RIG`s (representation of interaction generalized) in Form von „zeitlich dynamischen Mustern von Handlungsabläufen" als Prozessschemata gespeichert werden. Diese beeinflussen wiederum maßgeblich das spätere Denken und Verhalten eines Menschen, ohne das ihm dies jemals bewusst werden könnte. Stern, Daniel N., *Die Lebenserfahrung des Säuglings*, 5. Aufl. (Stuttgart: Klett-Cotta, 1996).

24 Die Vorstellung vom passiven, trieb- und bedürfnismäßig stimulierten, inkompetenten Säugling, der nur trinkt, döst und schläft musste aufgegeben werden. Emde, R. N., „Changing models of infancy and the nature of early development: Remodeling the foundation", *Journal of the American Psychoanalytic Association*, Nr. 29 (1981), S. 179–219.

25 Steiner, Rudolf, *Anthroposophische Menschenkunde und Pädagogik*, GA 304a (Dornach/Schweiz: Rudolf Steiner Verlag, 1979), Vortrag vom 30. August 1924 in London, S. 168.

26 Ebd., S. 168.

27 Aus Gründen der Übersichtlichkeit muss hier auf eine ausführliche Schilderung der zwölf Sinne, speziell der vier (unteren) leibbezogenen Sinne, verzichtet werden. Es sei daher verwiesen auf: Vgl. Steiner, Rudolf, *Anthroposophie. Ein Fragment aus dem Jahre 1910*, 5. Aufl., GA 45 (Dornach/Schweiz: Rudolf Steiner Verlag, 2009); ders.: *Geisteswissenschaft als Erkenntnis der Grundimpulse sozialer Gestaltung*, 2. Aufl., GA 199 (Dornach/Schweiz: Rudolf Steiner Verlag, 1985), Vortrag vom 8. August 1920 in Dornach, S. 54. König, Karl, *Sinnesentwicklung und Leiberfahrung. Heilpädagogische Gesichtspunkte zur Sinneslehre Rudolf Steiners*, 4. Auflage (Stuttgart: Freies Geistesleben, 1995); Soesman, Albert, *Die zwölf Sinne. Tore der Seele*, 6. Aufl. (Stuttgart: Freies Geistesleben, 2007).

28 Köhler, Henning, *Von ängstlichen, traurigen und unruhigen Kindern* (Stuttgart: Freies Geistesleben, 1994), S. 58.

29 Vgl. neuere Forschungen dazu von: Montagu, Ashley, *Körperkontakt. Die Bedeutung der Haut für die menschliche Entwicklung* (Stuttgart: Klett-Cotta, 1992).

30 Steiner, Rudolf, *Anthroposophie - Psychosophie - Pneumatosophie*, GA 115 (Dornach/Schweiz: Rudolf Steiner Verlag, 2001), Vortrag vom 23. Oktober 1909, S. 27.

31 Steiner, *Anthroposophie. Ein Fragment aus dem Jahre 1910*, GA 45, S. 24.

32 Jacobs, Theodore J., „Posture, gesture, and movement in the analyst: Clues to interpretation and countertransference", Journal of the American Psychoanalytic Association Vol. 21(1) (1973), S. 77–92.

33 Steiner, *Geisteswissenschaft als Erkenntnis der Grundimpulse sozialer Gestaltung*, GA 199, Vortrag vom 8. August 1920 in Dornach, S. 54.

34 Vgl. Treichler, Markus, „Von der Welt des Lebenssinnes", *Beiträge zu einer Erweiterung der Heilkunst* 5 (1952), S. 149; König, *Sinnesentwicklung und Leiberfahrung*, S. 49 ff.

35 Steiner, *Anthroposophie. Ein Fragment aus dem Jahre 1910*.

36 Schmidt, Robert F./Schaible, Hans-Georg (Hrsg.), *Neuro- und Sinnesphysiologie*, 5. Aufl. (Berlin: Springer, 2006), S. 215.

37 Steiner, Rudolf, *Geisteswissenschaft als Erkenntnis der Grundimpulse sozialer Gestaltung*, GA 199, Vortrag vom 8. August 1020 in Dornach, S. 54.

38 *Die Schulung der unteren Sinne* war auch der Name der Fortbildungen für Unterstufenlehrer, die ich im Rahmen meiner Tätigkeit als pädagogisch-psychologischer Berater in Berliner Waldorfschulen in den 1990er Jahren initiiert habe. *Erziehung*

zur Freiheit ist bekanntes Motto der Waldorfpädagogik. Siehe dazu: Calgren, Frans, *Erziehung zur Freiheit. Die Pädagogik Rudolf Steiners. Bilder und Berichte aus der internationalen Waldorfschulbewegung*, 5. Aufl. (Stuttgart: Freies Geistesleben, 1986).

39 Siehe dazu das Standardwerk für Hebammen: Stadelmann, Ingeborg, *Die Hebammensprechstunde* (Ermengerst: Ingeborg Stadelmann Eigenverlag, 2005), Kap. II, *Geburt* S. 148 ff. sowie *Alternative Geburtseinleitungsmethoden*, S. 142 f. Eine Aufklärung über die Vor- und Nachteile der PDA und ihre Risiken findet man etwa unter: http://www.hallo-eltern.de/m_schwanger/pda-geburt.htm. Appenzeller, Kaspar, *Die Genesis im Lichte der menschlichen Embryonalentwicklung*.

40 Statistisches Bundesamt, *Geburten in Deutschland 2012* (Wiesbaden: Statistisches Bundesamt, 2013); Rath, W., „Paradigmenwechsel in der Geburtshilfe – Am Beispiel der Geburtseinleitung", *Zeitschrift für Geburtshilfe und Neonatologie,* 212, (Georg Thieme Verlag Stuttgart-New York, 2008), S. 147–152; Hellmers, C./ Schücking, B., „Geburtshilfe im Wandel – der Kaiserschnitt auf Wunsch", *BZgA-Forum* 2/2005, 2005, S. 9–12; DGGG – Deutsche Gesellschaft für Gynäkologie und Geburtshilfe, „Schwangerenbetreuung und Geburtseinleitung bei Zustand nach Kaiserschnitt", *AWMF 015/021 (S1)*, 2007. DGGG – Deutsche Gesellschaft für Gynäkologie und Geburtshilfe, „Empfehlungen zu den ärztlichen Beratungs- und Aufklärungspflichten während der Schwangerenbetreuung und bei der Geburtshilfe", *AWMF 015/043 (S1)*, 2008; Baumgärtner, B./Schach, C. von, „Wunschkaiserschnitte – Ein Tabubruch?", in: P. Kolip & J. Lademann (Hrsg.), *Frauenblicke auf das Gesundheitssystem. Frauengerechte Gesundheitsversorgung zwischen Marketing und Ignoranz* (Weinheim: Juventa, 2010), S. 108–123; Kolip, Petra/Nolting, Hans-Dieter/Zich, Karsten, *Faktencheck Gesundheit. Kaiserschnittgeburten – Entwicklung und regionale Verteilung* (Gütersloh: Bertelsmann Stiftung, 2012).

41 Spence, Donald P., *Narrative Truth and Historical Truth. Meaning and Interpretation in Psychoanalysis* (New York: Norton, 1982).

42 Aaron Antonovsky (1923-1994) hat mit seiner *Salutogenese* das Wunder des Gesundbleibens, selbst und gerade nach widrigsten Erlebnissen in der Vergangenheit, beschrieben. Victor Frankl (1905-1997) hat in seiner *Logotherapie* gezeigt, dass Gesundheit immer mit Sinngebung und Sinnfindung zu tun hat und dass unter allen Lebensumständen Sinn realisiert werden kann. Antonovsky, Aaron, *Salutogenese. Zur Entmystifizierung der Gesundheit* (Tübingen: dgvt-Verlag, 1997); Lukas, Elisa-

beth, *Von der Trotzmacht des Geistes. Lebenskunst und Heilkunst in der Logotherapie* (Freiburg: Herder, 1996).

43   Stern, *Die Lebenserfahrung des Säuglings*.

44   Sanfte Bioenergetik ist eine von Eva Reich entwickelte therapeutische Methode, die blockierte Lebensenergie wieder zum Fließen bringen und das Entstehen fester Blockaden im Körper verhindern kann. Das Herzstück der Sanften Bioenergetik, ist die Sanfte Schmetterlings-Babymassage, die Passive Polarity und die Emotionelle Erste Hilfe. Reich, Eva/Zornansky, Eszter, *Lebensenergie durch Sanfte Bioenergetik* (München: Kösel, 1997).

45   Vgl. Reich, Wilhelm, *Charakteranalyse (1930)* (Köln: Kiepenheuer & Witsch, 1970).

46   Lang, Hermann (Hrsg.), *Wirkfaktoren der Psychotherapie*, 3. Aufl. (Würzburg: Königshausen & Neumann, 2003); Bozok, B./Bühler, K.-E., „Wirkfaktoren der Psychotherapie-spezifische und unspezifische Einflüsse", *Fortschr Neurol Psychiat 56*, 1988, 119–32; Czogalik, D., „Wirkfaktoren in der Einzelpsychotherapie", in: *Tschuschke, V./Czogalik, D. (Hrsg.), Psychotherapie - Welche Effekte verändern?* (Berlin: Springer, 1990), S. 7–30; Grawe, Klaus/Donati, Ruth/Bernauer, Friederike, *Psychotherapie im Wandel: Von der Konfession zur Profession*, 5. Aufl. (Göttingen: Hogrefe, 2001). Maaz, Hans-Joachim, *Hilfe! Psychotherapie. Wie sie funktioniert und was sie leistet* (München: Beck, 2014).

47   Meyer, Andreas, „Was heilt? - Das ist der Mensch", *Mitteilungen aus der anthroposophischen Arbeit in Deutschland*, Juli 2002.

48   Nietzsches Suche nach den Quellen des Lebens sind ausführlich geschildert in: Meyer, Andreas, *Nietzsche und Dionysos. Eine Suche nach den Quellen des Lebens* (Basel: IL-Verlag, 2014).

49   Motto zu: Reich, Wilhelm, *Die Entdeckung des Orgons I. Die Funktion des Orgasmus* (Frankfurt/Main: Fischer, 1985), sowie im Bd. II: *Der Krebs*.

50   Steiner, Rudolf, *Die Philosophie der Freiheit. Grundzüge einer modernen Weltanschauung. Seelische Beobachtungs-Resultate nach naturwissenschaftlicher Methode*, 14. Aufl. (1978), GA 4 (Dornach/Schweiz: Rudolf Steiner Verlag, 1962), Kapitel VIII., Zusatz zur Neuauflage 1918, S. 114. Steiner schildert in seiner *Philosophie der Freiheit* den Weg zur Erfahrung des Lebendigen Denkens, worauf hier nur verwiesen werden kann.

51 Vgl. dazu: Floride, Athys, *Die spirituelle Verwandlung der Liebeskräfte als Voraussetzung zur Weltverjüngung im Sinne von Novalis* (Ch. Möllmann, 2011); Avalon, Arthur, *Die Schlangenkraft: Die Entfaltung schöpferischer Kräfte im Menschen* (München: Barth, 2003).

52 Steiner, Rudolf, *Die okkulten Wahrheiten alter Mythen und Sagen*, GA 92 (Dornach/Schweiz: Rudolf Steiner Verlag, 1999), Vortrag vom 28. Oktober 1905, S.102 f.

53 Vgl.: Placzek, Beverley R,. Laska, Bernd A. (Hrsg.), *Zeugnisse einer Freundschaft. Der Briefwechsel zwischen Wilhelm Reich und A. S. Neill 1936-1957* (Köln: Kiepenheuer & Witsch, 1986). A. S. Neill war Pädagoge und langjähriger Leiter der von ihm gegründeten Demokratischen Schule Summerhill in Leiston (Suffolk).

54 Die Notizen des Gespräches zwischen Löffler und Steiner sind wiedergegeben in: Vierl, Kurt, *Schicksalshilfe durch Heilpädagogik* (Dornach/Schweiz: Verlag am Goetheanum, 1992), S. 32 f. Vgl. auch: Ders., *Psychologie als spirituelle Betätigung* (Stuttgart: Freies Geistesleben, 1994).

55 Goebel, Wolfgang/Glöckler, Michaela, *Kindersprechstunde: ein medizinisch pädagogischer Ratgeber: Erkrankungen – Bedingungen gesunder Entwicklung – Erziehungsfragen aus ärztlicher Sicht*, 19. Aufl. (Stuttgart: Urachhaus, 2013), S. 173, 243, 423 und 485.

56 Geeignete Übungen und Beschreibungen für diese zeitnotwendigen Übungen sind zu finden bei: Kühlewind, Georg, *Vom Normalen zum Gesunden. Wege zur Befreiung des erkrankten Bewußtseins*, 5. Aufl. (Stuttgart: Freies Geistesleben, 1995); ders.: *Aufmerksamkeit und Hingabe. Die Wissenschaft des Ich* (Stuttgart: Freies Geistesleben, 1998); Floride, Athys, *Stufen der Meditation* (Dornach/Schweiz: Philosophisch-Anthroposophischer Verlag am Goetheanum, 1987).

57 Steiner, Rudolf, *Erfahrungen des Übersinnlichen. Die Wege der Seele zu Christus*, 3. Aufl., GA 143 (Dornach/Schweiz: Rudolf Steiner Verlag, 1983), Vortrag über *Nervosität und Ichheit* vom 11. Januar 1912, S. 12.

58 Ebd., S. 16 u. 18.

59 Die Übungen werden ausführlich kommentiert und dargestellt bei: Vandercruysse, Rudy, *Die therapeutische Dimension des Denkens. Anthroposophische Aspekte zur Psychoanalyse* (Stuttgart: Freies Geistesleben, 1999), 6. Kapitel *Übungen zur seelischen Hygiene*, S. 123 ff.

60 Meyer, *Seele und Geist*.

61 Steiner, *Erfahrungen des Übersinnlichen,* S. 17.
62 Auckett, Amelia D., *Baby Massage: Parent-Child Bonding Through Touching* (Newmarket Press, 1982); Auckett, Amelia D., *Wie man ein Baby glücklich macht. Babymassage - die Kunst der sanften Berührung* (Haldenwang: Edition Schangrila, 1985).
63 Leboyer, Frederick, *Geburt ohne Gewalt* (München: Kösel, 1981).
64 Odent, Michel, *Im Einklang mit der Natur. Neue Ansätze der sanften Geburt* (Olten: Walter, 2004); ders.: *Es ist nicht egal, wie wir geboren werden* (Olten: Walter, 2005); ders.: *Geburt und Stillen: Über die Natur elementarer Erfahrungen* (München: Beck, 2006).
65 Vgl. dazu: Fries, Mauri, *Unser Baby schreit Tag und Nacht. Hilfen für erschöpfte Eltern,* 2. Aufl. (München: Reinhardt, 2006).
66 Sie dazu: http://www.moessner-filmproduktion.de/reich.php.
67 Sanfte Bioenergetik ist eine von Eva Reich entwickelte therapeutische Methode, die blockierte Lebensenergie wieder zum Fließen bringen und das Entstehen fester Blockaden im Körper verhindern kann. Das Herzstück der Sanften Bioenergetik, ist die Sanfte Schmetterlings-Babymassage, die Passive Polarity und die Emotionelle Erste Hilfe. Vgl. Reich/Zornansky, *Lebensenergie durch Sanfte Bioenergetik.*
68 Die Idee der Emotionellen Erste Hilfe stammt aus der körperorientierten Psychotherapie Wilhelm Reichs und wurde von Eva Reich zur Krisenintervention, Entwicklungsberatung und vorbeugenden Psychotherapie weiterentwickelt. Die bei schockartigen Situationen auftretenden emotionalen und energetischen Blockaden können durch diese Methode ebenso schnell wieder aufgelöst werden, wie die emotionalen Blockierungen von Babys durch traumatisierende Einflüsse vor, während und nach der Geburt. Eva Reich hat diese Methode bereits 1985 bei ihren Workshops in Ostberlin unterrichtet. In Westdeutschland hat Thomas Harms die Methode weiter entwickelt und bekannt gemacht. Vgl.: Harms, Thomas, *Emotionelle Erste Hilfe. Bindungsförderung Krisenintervention Eltern-Baby-Therapie* (Berlin: Leutner, 2008).
69 Die Energiebalance (Passive Polarity) ist eine von Randolph Stone (1890-1981) entwickelte körpertherapeutische Behandlungsmethode, die von der Ganzheit von Körper, Seele und Geist ausgeht. In der Behandlung wird normalerweise der ganze Körper einbezogen, es kann aber auch separat der Kopf, der Körper oder das Energiesystem des Menschen auf einer sehr tiefen Ebene harmonisiert werden, um

energetische, seelische oder geistige Blockaden bzw. Probleme aufzuspüren und zu lösen. Sie ist Bestandteil der von Eva Reich entwickelten Sanften Bioenergetik und eine mögliche Methode zur „Emotionellen Ersten Hilfe." Ich habe die Methode direkt von Eva Reich gelernt und wende diese seit 25 Jahren in meiner therapeutischen Praxis mit erstaunlichen Erfolgen an. Vgl. dazu: Stone, Randolph, *Polarity-Therapie* (München: Hugendubel, 2006); *Ganzheitlich gesund gelacht: Von der Kunst des heilsamen Humors* (Köln: Gesellschaft für Biodynamische Psychologie/Körperpsychotherapie (GBP) e.V., 2012).

70 Die von Wilhelm Reich entwickelte Therapieform der Vegetotherapie kann als eine Kombination aus Charakteranalyse und Körperarbeit verstanden werden. Die Rolle der Atmung und das Verständnis der physischen Spannung und Entspannung als Grundlage für das Verständnis aller Lebensprozesse, spielen dabei eine große Rolle. Angst führt zu einer Kontraktion der Muskeln, Lust zu einer Weitung und Entspannung, wobei nie einzelne Muskeln, sondern immer Muskelgruppen einer bestimmten Funktionseinheit zusammenwirken und damit die Struktur des Muskelpanzers und den Körperausdruck bestimmen. Zur Vegetotherapie gehören verschiedene Atemtechniken, körpertherapeutische Methoden und Massagen zur Lockerung der Muskelverspannung. Zusätzlich wurde von Reich der Orgon-Akkumulator zur Energieaufladung therapeutisch eingesetzt, der auch heute in vielen Kliniken Verwendung findet. Vgl.: Reich, Wilhelm, *Charakteranalyse (1930)*; Reich, Wilhelm, *Die Entdeckung des Orgons Bd. II. Der Krebs* (Köln: Kiepenheuer & Witsch, 1974, engl. Original 1948).

71 Das Wiedererleben der Geburtssituation (nicht zu verwechseln mit den heute verbreiteten Methoden von Rebirthing) stammt aus dem Psychodrama und wurde ursprünglich von dem Theologen und Psychiater Frank Lake (1914-1982) entwickelt. Eva Reich verfeinerte diese Methode und unterrichtete mich in dieser Arbeit bei ihren Workshops von 1985 bis 1989 in Ostberlin. Vgl. dazu: Kapitel *Wiedererleben von Geburtssituationen*, in: Reich/Zornansky, *Lebensenergie durch Sanfte Bioenergetik*; Lake, Frank, *Clinical Theology - A Theological and Psychiatric Basis for Clinical Pastoral Care* (Lexington, KY: Emeth Press, 2007); Whitfield, Geoffrey Victor, *The Prenatal Psychology of Frank Lake and the Origins of Sin and Human Dysfunction* (Lexington, KY: Emeth Press, 2007).

72 Zur Rolle und zu den Aufgaben des Vaters siehe auch: Glöckler, Michaela, *Elternsprechstunde. Erziehung aus Verantwortung*, 8. Aufl. (Stuttgart: Urachhaus, 2008), S. 16 ff.

73 Hinweise zur Geburtsvorbereitung finden sich bei: Leeuwen, Christa von/Maris, Bartholomeus, *Schwangerschaftssprechstunde* (Stuttgart: Urachhaus, 1995), S. 104 ff; Stadelmann, *Die Hebammensprechstunde*, S. 125; Höfner, Silvia/Szász, Nora, *Hebammen-Gesundheitswissen: Für Schwangerschaft, Geburt und die Zeit danach* (München: GU-Verlag, 2012); Albrecht-Engel, Ines (Hrsg.), *Geburtsvorbereitung: Ein Handbuch für werdende Mütter und Väter* (Hamburg: Rowohlt, 2006); Görner, Livia, *Die Wahrheit übers Kinderkriegen: Eine Hebamme klärt auf* (München: Knaus, 2014).

74 Es gibt auch eine DVD mit Anleitung zur Sanften Babymassage nach Eva Reich. Zu finden unter: http://www.babymassage-dvd.de/babymassageanleitung/dvdinhalt.html.

75 Der Artikel wurde von Eva Reich und Andreas Meyer im Frühjahr 1987 erarbeitet und von Eva Reich für den Abdruck in Ostdeutschland freigegeben. Die Typoskripte liegen noch immer schreibmaschinengetippt im Original vor und haben beinahe Museumswert. Der Artikel erschien unter anderem in der Zeitschrift für Gemeindepädagogik Potsdam und in: Höck, Kurt, *Psychotherapieberichte* (Berlin: Institut für Psychotherapie und Neurosenforschung. Haus der Gesundheit Berlin, 1987). In Westdeutschland wurde der Artikel dann in ähnlichem Wortlaut und mit anderem Titel von Eva Reich veröffentlicht in: Reich, Eva, „Schwangerschaft, Geburt und Selbststeuerung", *emotion. Wilhelm-Reich-Zeitschrift* Nr. 8, Nexus-Verlag, Frankfurt/M., 1987. Der Text wurde für diese Ausgabe leicht überarbeitet und mit den entsprechenden Anmerkungen versehen.

76 Leboyer, Frederick, *Der sanfte Weg ins Leben – Geburt ohne Gewalt* (München: Desch, 1974).

77 Die Primärarbeit oder auch Primärtherapie ist eine psychotherapeutische Behandlungsmethode, die auf der von Arthur Janov in den 1960er Jahren entwickelten *Primal Theory* („Primärtheorie") beruht und deren Grundlagen er in seinem Buch *Der Urschrei* beschrieben hat. Janov, Arthur, *Der Urschrei. Ein neuer Weg der Psychotherapie* (Frankfurt/Main: Fischer, 1982).

78 Ebd., sowie: Janov, Arthur, *Gefangen im Schmerz. Befreiung durch seelische Kräfte* (Frankfurt/Main: Fischer, 1981).

79 Klaus, Marshall H./Kennell, John H., *Maternal-Infant Bonding: The Impact of Early Separation Or Loss on Family Development* (St. Luis: Mosby, 1976).

80 Peterson, Gayle/Mehl, Lewis, *Pregnancy as Healing: A Holistic Philosophy for Prenatal Care (Two Volumes)* (Berkeley C.A.: Mindbody Press, 1984). Vgl. auch: Peterson, Gayle, *Birthing Normally : A Personal Growth Approach to Childbirth* (Berkeley C.A.: Shadow & Light, 1984).

81 Diese Bücher sollte wirklich jede Hebamme kennen. Gaskin, Ina May, *Spiritual Midwifery* (Summertown TN: The Book Publishing Company, 2002). Vgl. ders.: *Praktische Hebammen. Handbuch der natürlichen Geburt* (München: Hugendubel, 1993); *Die selbstbestimmte Geburt. Handbuch für werdende Eltern, mit Erfahrungsberichten* (München: Kösel, 2004): *Birth Matters. Die Kraft der Geburt. Ein Hebammenmanifest* (München: fidibus, 2013).

82 Heinl, Tina, *Das Baby Massage Buch. Wachsen durch Berührung* (Paderborn: Junfermann, 1983).

83 Der Begriff „Natürliche Selbstregulierung" stammt aus der Arbeit von Wilhelm Reich und wurde auch von Carl Rogers, Fritz Perls und anderen benutzt. Er meint nach Perls: „Spontane Prioritäten drücken die Weisheit aus, in der der Organismus seine eigenen Bedürfnisse ins Verhältnis setzt zu dem in der Umwelt, das diese Bedürfnisse zu befriedigen in der Lage ist. Diese Weisheit hat Bestand, selbst wenn die Selbstregulation im Interesse des Selbst begrenzt wird, z.B. wenn ein Kind davon abgehalten wird, auf der Straße in ein Auto zu laufen. Auf Selbstregulation des Kindes ist in dieser Situation nicht zu vertrauen. Unsere gesamte Gesellschaft scheint stark auf solchen Situationen zu basieren. Die Begrenzung der Selbstregulation ist dann notwendig. (...) Aber wir müssen im Sinn behalten, dass wir in dem Maße, in welchem wir uns Situationen aussetzen, die nur ein Minimum an Selbstregulation zulassen, auch Energie und Lebenslust verringern. Die Frage, die sich jeder normale Mensch stellen sollte, lautet, wie viel Selbstregulation unter den gegenwärtigen Bedingungen von Gesellschaft, Technik und sogar Zustand der Natur möglich oder erlaubt und zu riskieren wäre. Wir glauben, die Selbstregulation ist viel tragfähiger, als gegenwärtig zugegeben wird." In: Perls, Frederick F./Hefferline, Ralph F./ Good-

mann, Paul, *Gestalttherapie. Grundlagen der Lebensfreude und Persönlichkeitsentfaltung* (New York: The Julian Press, 1951), S. 60.

84   Liedloff, Jean, *Auf der Suche nach dem verlorenen Glück. Gegen die Zerstörung unserer Glücksfähigkeit in der frühen Kindheit. (Aus dem Englischen von Eva Schlottmann und Rainer Taeni)* (München: Beck, 1985).

85   Dieser Artikel entstand nach meinen Beiträgen an Tagungen der Gesellschaft für ärztliche Psychotherapie der DDR und an zwei Fachtagungen mit Anita Wilda-Kiesel, die „Kommunikative Bewegungstherapie und Konzentrative Entspannung" begründet hatte. 1975 wurde ihre Arbeitsgruppe als Mitglied in die Gesellschaft für Psychotherapie, Psychosomatik und Medizinische Psychologie (GPPMP) aufgenommen und der Sektion Dynamisch orientierte Gruppenpsychotherapie zugeordnet. Dort lernte ich 1987 Prof. Hans-Richard Böttcher kennen. Er interessierte sich sofort für die von mir im Workshop präsentierte körpertherapeutische Arbeit und den Artikel, den ich mit Eva Reich veröffentlicht hatte. Wir beschlossen den Artikel „stärker wissenschaftlich" zu überarbeiten und vor allem auch mit einigen DDR-Autoren wie Klumbies etc. zu versehen, um damit eine stärke Wirkung für den Impuls der natürlichen Geburt zu erreichen. Der Artikel wurde 1988 in der Zeitschrift der Gesellschaft für ärztliche Psychotherapie der DDR veröffentlicht.

86   Erikson, Erik Homburger, *Identity and the Life Cycle* (Madison CT: International University Press, 1959).

87   Vgl.: Huprich/Zimmermann/Chelminski, „Should Self-Defeating Personality Disorder be revisited in the DSM?", Journal of Personality Disorders, 20(4), The Guilford Press, 2006, S. 388–400; Kass F, MacKinnon RA, Spitzer RL, „Masochistic personality: an empirical study", Am J Psychiatry 143, 1986, S. 216–218.

88   Janov, *Der Urschrei. Ein neuer Weg der Psychotherapie*; ders.: *Gefangen im Schmerz. Befreiung durch seelische Kräfte.*

89   Spitz, René, *The first year of life: a psychoanalytic study of normal and deviant development of object relations* (New York: International Universities Press, 1965); Titel der dt. Ausgabe: Spitz, René, *Vom Säugling zum Kleinkind. Naturgeschichte der Mutter-Kind-Beziehungen im ersten Lebensjahr* (Stuttgart: Klett-Cotta, 1996). Bowlbys Buch *Frühe Bindung und kindliche Entwicklung* wurde in die Liste der 100 Meisterwerke der Psychotherapie aufgenommen: Bowlby, John, *Frühe Bindung und kindliche Entwicklung (Originaltitel: Child Care and the Growth of Love)* (München: Ernst

Reinhardt Verlag, 2001). Bronfenbrenner, Urie, *Die Ökologie der menschlichen Entwicklung. Natürliche und geplante Experimente* (Stuttgart: Klett-Cotta, 1981).

90   Klaus, Marshall H./Kennell, John H., *Maternal-Infant Bonding: The Impact of Early Separation Or Loss on Family Development.*

91   Peterson, Gayle/Mehl, Lewis, *Pregnancy as Healing: A Holistic Philosophy for Prenatal Care (Two Volumes);* Peterson, Gayle, *Birthing Normally : A Personal Growth Approach to Childbirth;* Gaskin, Ina May, *Birth Matters. Die Kraft der Geburt. Ein Hebammenmanifest;* ders.: *Spiritual Midwifery.*

92   Montagu hat eine grundlegende Studie über die Bedeutung der Haut als taktiles Organ für die soziale Entwicklung des Menschen herausgegeben: Montagu, Ashley, *Touching: The Human Significance of the Skin* (Princeton, NJ: Harper & Row, 1971). Klumbies, Gerhard, *Psychotherapie in der Inneren und Allgemeinmedizin* (Leipzig: Hirzel, 1980); Montagu, Ashley, *Körperkontakt. Die Bedeutung der Haut für die menschliche Entwicklung.*

93   Dick-Read, *Mutterwerden ohne Schmerzen. Die natürliche Geburt,* 12. Auflage (Hamburg: Hoffmann und Campe, 1963); Leboyer, *Der sanfte Weg ins Leben - Geburt ohne Gewalt.*

94   Heinl, *Das Baby Massage Buch.*

95   Reich, Wilhelm, *Die Entdeckung des Orgons I. Die Funktion des Orgasmus* (Frankfurt (Main): Fischer, 1985); Reich, Wilhelm, *Charakteranalyse (1930).*

96   Vgl. auch: Böttcher, Hans-Richard, „Aspekte der Interpretation in der Gruppenpsychotherapie", in: Höck, Kurt: *Gruppenpsychotherapie.* Deutscher Verlag der Wissenschaften, 1976; ders.: „Methoden der Gruppengesprächstherapie-Forschung", in: *Psychiatrie, Neurologie und medizinische Psychologie.* Hrsg. von: Gesellschaft für Psychiatrie und Neurologie der DDR; Gesellschaft für Ärztliche Psychotherapie in der DDR, 28 (1976): S. 259–266; ders.: „Soziales Lernen in der Gruppenpsychotherapie", in: *Höck, K./Ott, J./ Vorwerg, M. (Hrsg.): Psychotherapie und Grenzgebiete.* Bd. 1 (Leipzig: J. A. Barth, 1981).

97   So schrieb etwa Falk Zientz, dass sich die unter Leitung von Andreas Meyer aufgebaute Einrichtung „einen Namen gemacht hat durch die Betreuung und Therapie von besonders Schwerstmehrfachbehinderten und von Menschen mit seelischen Erkrankungen, vor allem schweren Psychosen." In: „Was heilt? – Das ist der Mensch", Mitteilungen aus der anthroposophischen Arbeit in Deutschland 7/2002.

98 Zum Verständnis des hyperkinetischen Syndroms siehe auch: Glöckler, Michaela, *Elternsprechstunde. Erziehung aus Verantwortung*, S. 153 ff.

99 Reich war davon überzeugt, dass sich Orgonenergie aus der Atmosphäre akkumulieren lässt und baute einen Kasten, in dem sich diese in höherer Konzentration als außerhalb nachweisen ließ. Später wurde dieser „Orgonakkumulator" in verschiedenen Abmessungen und Schichtstärken gebaut, wobei Reich meinte, dass organische Materie auf Kohlenstoffbasis (Holz, Gummi, Baumwolle, etc.) Orgonenergie anziehe und langsam wieder abstrahle, Metall sie dagegen rasch weitergebe bzw. reflektiere. Durch den Wechsel mit mehreren Doppelschichten (organisches Material/Stahlwolle) lässt sich eine höhere Energiekonzentration erreichen. 1941 hat sich Albert Einstein mit der Wirkung von Reichs „Orgonakkumulator" beschäftigt, nachdem Reich ihn um eine Stellungnahme gebeten hatte. Den Briefwechsel in faksimilierter Form und zugehörige Materialien veröffentlichte Reich 1953 im Rahmen einer Serie *Wilhelm Reich: Biographical Material: The Einstein Affair.* Orgone Institute Press, Rangeley, Maine, USA. Die Forschungen wurden später mehrfach physikalisch und medizinisch verifiziert und in verschiedenen Kliniken und Arztpraxen in Europa wird das Gerät therapeutisch eingesetzt. Vgl. dazu: Gebauer, Rainer/Müschenich, Stefan, *Der Reichsche Orgonakkumulator. Naturwissenschaftliche Diskussion, praktische Anwendung, experimentelle Untersuchung;* Hebenstreit, Günter, *Der Orgonakkumulator nach Wilhelm Reich. Eine experimentelle Untersuchung zur Spannungs-Ladungs-Formel.* (Wien: Universität Wien, 1995); Buhl, Heike, *Lebensenergie-Medizin* (Berlin: Leutner, 2000); Lassek, Heiko, *Orgontherapie;* DeMeo, James, *Der Orgonakkumulator: ein Handbuch. Bau, Anwendung, Experimente, Schutz gegen toxische Energie* (Frankfurt/Main: Zweitausendeins, 1994).

100 Gemeint sind: Steiner, Rudolf, *Die Philosophie der Freiheit. Grundzüge einer modernen Weltanschauung. Seelische Beobachtungs-Resultate nach naturwissenschaftlicher Methode; ders.: Theosophie. Einführung in übersinnliche Welterkenntnis und Menschenbestimmung;* ders.: *Die Geheimwissenschaft im Umriß*, 30. Aufl., Bd. GA 13 (Dornach/Schweiz: Rudolf Steiner Verlag, 1989).

101 Wilhelm Reich hatte zwischen 1939 und 1941 die atmosphärische Orgonenergie, die alles Lebendige belebt, entdeckt. Er fasste die Hypothese, dass Orgonenergie und Kernstrahlung Gegensätze sind und vermutete, dass durch die Orgonenergie die Auswirkungen der Kernstrahlung neutralisiert werden können. Vor dem Hin-

tergrund des Korea-Krieges und dem möglichen Einsatz von Atomwaffen beschloss er im Januar 1951 seine Hypothese zu testen. Er erwarb zwei Einheiten Radium zu je einem Milligramm. Ein Milligramm wurde mit einem Bleischutz gesichert in einiger Entfernung vom Ort des Experiments gelagert und sollte als Vergleich dienen; das andere Milligramm wurde in einen kleinen Orgon-Akkumulator gesteckt, der die atmosphärische Orgonenergie konzentrierte. Der kleine (einschichtige) Akkumulator wurde in einen 20-schichtigen Akkumulator gesteckt und dieser in einen Raum gestellt, der ebenfalls wie ein Akkumulator konstruiert war. Nachdem das Radium dort für fünf Stunden belassen wurde, zeigte eine Untersuchung des Akkumulator-Raumes eine viel stärkere Hintergrundstrahlung als normal, woraufhin das Radium sofort aus dem Raum entfernt wurde. Über sechs Tage hinweg wurde dann das Radium jeden Tag eine Stunde in den Akkumulator-Raum verbracht. Am siebten Tag kam es zu einer heftigen Reaktion, nachdem das Radium gerade erst eine halbe Stunde im Akkumulator war. Beobachter sahen aus einer Entfernung von etwa 100 Metern vom Gebäude, wie sich im Akkumulator-Raum eine sich bewegende, bläuliche bis purpurne Wolke entstand. Bei der Annäherung an das Gebäude wurde ihnen Übel, es trat Druck in der Stirn auf, sie hatten Magenkrämpfe, Gleichgewichtsstörungen und Schwächezustände. Daraufhin wurde das Radium schnellstens aus dem Raum entfernt und das Experiment beendet. Vgl. Senf, Bernd, „Die Forschungen Wilhelm Reichs (IV)."

102 Vgl.: Placzek/Laska, *Zeugnisse einer Freundschaft*. A. S. Neill war Pädagoge und langjähriger Leiter der von ihm gegründeten Demokratischen Schule Summerhill in Leiston (Suffolk).

103 Die Therapie- und Workshopaufnahmen können aufgrund der Persönlichkeitsrechte derzeit nur im Rahmen von Ausbildungsveranstaltungen bei Andreas Meyer, Meyerconsulting, Steinadlerpfad 1, 13505 Berlin, Tel. 030-35134350, info@meyer-consulting-berlin.de gezeigt werden. Einen Film über einen Vortrag und die Arbeit mit Eva Reich findet man bei YouTube unter: Eva Reich in Ostberlin.

104 Näheres dazu findet sich unter: http://www.meyer-consulting-berlin.de/therapieangebote/intuitive-therapie.php.

105 Die Kommunikative Bewegungstherapie wurde in der DDR von Anita Wilda-Kiesel als körperbetonter Therapieansatz entwickelt. Wilda-Kiesel, Anita, *Kommunikative Bewegungstherapie* (Leipzig: J. A. Barth, 1987); Meyer, Andreas, *Die Integration*

der Bioenergetik in die Kommunikative Bewegungstherapie, Unveröffentlicher Vortrag, gehalten auf der Arbeitstagung der Sektion Gruppenpsychotherapie der Gesellschaft für ärztliche Psychotherapie in Weimar, 1987; ders.: *Sanfte Babymassage nach Eva Reich als Methode der Sanften Bioenergetik*, Unveröffentlicher Vortrag, gehalten auf der Arbeitstagung der Sektion Gruppenpsychotherapie der Gesellschaft für ärztliche Psychotherapie in Weimar, 1988.

106 Clever, Birgit, „Abschied von Michael Grunert", *Projekt Psychotherapie. Das Magazin des Bundesverbandes der Vertragspsychotherapeuten e.V.*, Nr. 01/2008 , S. 30–31.

107 Maaz, Hans-Joachim, „Die Ausbildung in analytischer Körperpsychotherapie", in: Maaz/Krüger (Hrsg.) *Integration des Körpers in die analytische Psychotherapie. Materialien zur analytischen Körperpsychotherapie* (Lengerich: Pabst, 2001), S. 156.

108 Krüger, Arnim H., „‚Energie oder Beziehung'. Zum multimodalen Verständnis von Energie und Beziehung und die psychotherapeutischen Konsequenzen für die Arbeit mit frühen Störungen", in: *Maaz/Krüger (Hrsg.), Integration des Körpers in die analytische Psychotherapie* (Lengerich: Pabst, 2001), S. 72.

109 Im Kapitel *Eva Reichs Besuche im Osten*, bei: Israel, Agathe, „Die Sanfte Bioenergetik in der klinischen Arbeit", in: Eva Reich, Eszter Zornànsky: *Lebensenergie durch Sanfte Bioenergetik* (München: Kösel, 1997), S. 195.

110 Ein großer Teil dieser Briefe wurde in jüngster Zeit veröffentlicht unter: Kühlewind, Georg, *De Profundis. Briefe an die Freunde* (Stuttgart: Freies Geistesleben, 2013).

111 Zu finden bei YouTube unter: Eva Reich in Ostberlin.

Literaturverzeichnis

Albrecht-Engel, Ines (Hrsg.). *Geburtsvorbereitung: Ein Handbuch für werdende Mütter und Väter*. Hamburg: Rowohlt, 2006.

Antonovsky, Aaron. *Salutogenese. Zur Entmystifizierung der Gesundheit*. Tübingen: dgvt-Verlag, 1997.

Appenzeller, Kaspar. *Die Genesis im Lichte der menschlichen Embryonalentwicklung*. Basel: Zbinden, 1989.

Auckett, Amelia D. *Baby Massage: Parent-Child Bonding Through Touching*. Newmarket Press, 1982.

Auckett, Amelia D. *Wie man ein Baby glücklich macht. Babymassage - die Kunst der sanften Berührung*. Haldenwang: Edition Schangrila, 1985.

Auer, Wolfgang-M. *Sinnes-Welten. Die Sinne entwickeln, Wahrnehmung schulen, mit Freude lernen*. 3. Aufl. München: Kösel, 2014.

Avalon, Arthur. *Die Schlangenkraft: Die Entfaltung schöpferischer Kräfte im Menschen*. München: Barth, 2003.

Bauer, Dietrich/Hoffmeister, Max/Görg, Hartmut. *Gespräche mit Ungeborenen: Kinder kündigen sich an*. Stuttgart: Urachhaus, 1986.

Baumgärtner, B./Schach, C. von. „Wunschkaiserschnitte - Ein Tabubruch?" In: P. Kolip & J. Lademann (Hrsg.), *Frauenblicke auf das Gesundheitssystem. Frauengerechte Gesundheitsversorgung zwischen Marketing und Ignoranz*, S. 108–123. Weinheim: Juventa, 2010.

Blechschmidt, Erich. *Die Frühentwicklung des Menschen. Eine Einführung*. München: Kiener, 2011.

Blechschmidt, Erich. *Ontogenese des Menschen: Kinetische Anatomie*. München: Kiener, 2012.

Blechschmidt, Erich. *Vom Ei zum Embryo. Die Gestaltungskraft des menschlichen Keims*. Stuttgart: Deutsche Verlags-Anstalt, 1968.

Blechschmidt, Erich. *Wie beginnt das menschliche Leben? Vom Ei zum Embryo*. Stein am Rhein: Christiana, 2008.

Bockemühl, Jochen (Hrsg.). *Erscheinungsformen des Ätherischen. Wege zum Erfahren des Lebendigen in Natur und Mensch*. 2. Aufl. Stuttgart: Freies Geistesleben, 1985.

Böttcher, Hans-Richard. „Aspekte der Interpretation in der Gruppenpsychotherapie". Höck, Kurt: *Gruppenpsychotherapie. Deutscher Verlag der Wissenschaften*, 1976.

Böttcher, Hans-Richard. „Methoden der Gruppengesprächstherapie-Forschung". *Psychiatrie, Neurologie und medizinische Psychologie*. Hrsg. von: Gesellschaft für Psychiatrie und Neurologie der DDR; Gesellschaft für Ärztliche Psychotherapie in der DDR 28 (1976), S. 259–266.

Böttcher, Hans-Richard. „Soziales Lernen in der Gruppenpsychotherapie". In: Höck, K./ Ott, J./ Vorwerg, M. (Hrsg.): *Psychotherapie und Grenzgebiete*. Bd. 1. Leipzig: J. A. Barth, 1981.

Böttcher, Hans-Richard/Meyer, Andreas/Reich, Eva. „Schwangerschaft und Geburt als Faktoren der Persönlichkeits- und Familienentwicklung". *Psychiatrie, Neurologie und medizinische Psychologie*. Hrsg. von: Gesellschaft für Psychiatrie und Neurologie der DDR; Gesellschaft für Ärztliche Psychotherapie in der DDR, 1988.

Bowlby, John. *Frühe Bindung und kindliche Entwicklung (Originaltitel: Child Care and the Growth of Love)*. München: Ernst Reinhardt Verlag, 2001.

Bozok, B./Bühler, K.-E. „Wirkfaktoren der Psychotherapie - spezifische und unspezifische Einflüsse". *Fortschr Neurol Psychiat 56*, 1988, S. 119–32.

Bronfenbrenner, Urie. *Die Ökologie der menschlichen Entwicklung. Natürliche und geplante Experimente*. Stuttgart: Klett-Cotta, 1981.

Buber, Martin. *Die Erzählungen der Chassidim*. 11. Aufl. Zürich: Manesse, 1990.

Buhl, Heike. *Lebensenergie-Medizin*. Berlin: Leutner, 2000.

Calgren, Frans. *Erziehung zur Freiheit. Die Pädagogik Rudolf Steiners. Bilder und Berichte aus der internationalen Waldorfschulbewegung*. 5. Aufl. Stuttgart: Freies Geistesleben, 1986.

Clever, Birgit. „Abschied von Michael Grunert". *Projekt Psychotherapie. Das Magazin des Bundesverbandes der Vertragspsychotherapeuten e.V.*, Nr. 01/2008, S. 30–31.

Czogalik, D. „Wirkfaktoren in der Einzelpsychotherapie". In *Tschuschke, V./Czogalik, D. (Hrsg.), Psychotherapie - Welche Effekte verändern?*, Berlin: Springer, 1990, S. 7–30.

DeMeo, James. *Der Orgonakkumulator: ein Handbuch. Bau, Anwendung, Experimente, Schutz gegen toxische Energie*. Frankfurt/Main: Zweitausendeins, 1994.

Dethlefsen, Thorwald/ Dahlke, Rüdiger. *Krankheit als Weg: Deutung und Be-Deutung der Krankheitsbilder*. München: Goldmann, 1998.

Deyringer, Mechthild. *Bindung durch Berührung*. Berlin: Leutner, 2008.

DGGG – Deutsche Gesellschaft für Gynäkologie und Geburtshilfe. „Empfehlungen zu den ärztlichen Beratungs- und Aufklärungspflichten während der Schwangerenbetreuung und bei der Geburtshilfe". *AWMF 015/043 (S1)*, 2008.

DGGG – Deutsche Gesellschaft für Gynäkologie und Geburtshilfe. „Schwangerenbetreuung und Geburtseinleitung bei Zustand nach Kaiserschnitt". *AWMF 015/021 (S1)*, 2007.

Dick-Read, Grantly. *Mutterwerden ohne Schmerzen. Die natürliche Geburt.* 12. Auflage. Hamburg: Hoffmann und Campe, 1963.

Dornes, Martin. *Der kompetente Säugling. Die präverbale Entwicklung des Menschen.* 8. Aufl. Frankfurt/Main: Fischer, 1998.

Dornes, Martin. *Die emotionale Welt des Kindes.* Frankfurt/Main: Fischer, 2000.

Dornes, Martin. *Die frühe Kindheit. Entwicklungspsychologie der ersten Lebensjahre.* Frankfurt/Main: Fischer, 1997.

Downing, George. *Körper und Wort in der Psychotherapie.* München: Kösel, 1996.

Emde, R. N. „Changing models of infancy and the nature of early development: Remodeling the foundation". *Journal of the American Psychoanalytic Association*, Nr. 29 (1981), S. 179–219.

Engqvist, Magda. *Die Steigbildmethode. Ein Indikator für Lebensprozesse in der Pflanze.* Frankfurt/Main: Vittorio Klostermann, 1977.

Erikson, Erik Homburger. *Identity and the Life Cycle.* Madison CT: International University Press, 1959.

Floride, Athys. *Die spirituelle Verwandlung der Liebeskräfte als Voraussetzung zur Weltverjüngung im Sinne von Novalis.* Ch. Möllmann, 2011.

Floride, Athys. *Stufen der Meditation.* Dornach/Schweiz: Philosophisch-Anthroposophischer Verlag am Goetheanum, 1987.

Franz, Willi. *Handbuch der Kirlianfotografie - die Technik der Kirlianfotografie in Theorie und Praxis.* Husum: Hannemann, 1987.

Fries, Mauri. *Unser Baby schreit Tag und Nacht. Hilfen für erschöpfte Eltern.* 2. Aufl. München: Reinhardt, 2006.

Gaskin, Ina May. *Birth Matters. Die Kraft der Geburt. Ein Hebammenmanifest.* München: fidibus, 2013.

Gaskin, Ina May. *Die selbstbestimmte Geburt. Handbuch für werdende Eltern, mit Erfahrungsberichten.* München: Kösel, 2004.

Gaskin, Ina May. *Praktische Hebammen. Handbuch der natürlichen Geburt*. München: Hugendubel, 1993.

Gaskin, Ina May. *Spiritual Midwifery*. Summertown TN: The Book Publishing Company, 2002.

Gebauer, Rainer/Müschenich, Stefan. *Der Reichsche Orgonakkumulator. Naturwissenschaftliche Diskussion, praktische Anwendung, experimentelle Untersuchung*. Frankfurt/Main: Nexus, 1987.

Gerhardt, Sue. *Die Kraft der Elternliebe. Wie Zuwendung das kindliche Gehirn prägt*. Düsseldorf: Walter, 2006.

Gesellschaft für Biodynamische Psychologie/Körperpsychotherapie e.V. (Hrsg.). *Ganzheitlich gesund gelacht: Von der Kunst des heilsamen Humors*. Köln: Gesellschaft für Biodynamische Psychologie/Körperpsychotherapie (GBP) e.V., 2012.

Glöckler, Michaela. *Elternsprechstunde. Erziehung aus Verantwortung*. 8. Aufl. Stuttgart: Urachhaus, 2008.

Goebel, Wolfgang/Glöckler, Michaela. *Kindersprechstunde: Ein medizinisch pädagogischer Ratgeber: Erkrankungen - Bedingungen gesunder Entwicklung - Erziehungsfragen aus ärztlicher Sicht*. 19. Aufl. Stuttgart: Urachhaus, 2013.

Görner, Livia. *Die Wahrheit übers Kinderkriegen: Eine Hebamme klärt auf*. München: Knaus, 2014.

Grawe, Klaus/Donati, Ruth/Bernauer, Friederike. *Psychotherapie im Wandel: Von der Konfession zur Profession*. 5. Aufl. Göttingen: Hogrefe, 2001.

Harms, Thomas. *Emotionelle Erste Hilfe. Bindungsförderung – Krisenintervention – Eltern-Baby-Therapie*. Berlin: Leutner, 2008.

Hassauer, Werner. *Die Geburt der Individualität. Menschwerdung und moderne Geburtshilfe*. Stuttgart: Urachhaus, 1984.

Hauschka, Margarethe. *Rhythmische Massage nach Dr. Ita Wegmann. Menschenkundliche Grundlagen*. 2. Aufl. Nürnberg: Schule für künstlerische Therapie und Massage, 1978.

Hebenstreit, Günter. *Der Orgonakkumulator nach Wilhelm Reich. Eine experimentelle Untersuchung zur Spannungs-Ladungs-Formel*. Wien: Universität Wien, 1995.

Heinl, Tina. *Das Baby Massage Buch. Wachsen durch Berührung*. Paderborn: Junfermann, 1983.

Hellmers, C./ Schücking, B. „Geburtshilfe im Wandel – der Kaiserschnitt auf Wunsch". *BZgA-Forum 2/2005*, 2005, S. 9-12.

Höck, Kurt. *Psychotherapieberichte*. Berlin: Institut für Psychotherapie und Neurosenforschung. Haus der Gesundheit Berlin, 1987.

Höfner, Silvia/Szász, Nora. *Hebammen-Gesundheitswissen: Für Schwangerschaft, Geburt und die Zeit danach*. München: GU-Verlag, 2012.

Huprich/Zimmermann/Chelminski. „Should Self-Defeating Personality Disorder be revisited in the DSM?" *Journal of Personality Disorders, 20(4)*, The Guilford Press, 2006, S. 388-400.

Husemann, Armin Johannes. *Der musikalische Bau des Menschen: Entwurf einer plastischmusikalischen Menschenkunde*. Stuttgart: Freies Geistesleben, 2003.

Israel, Agathe. „Die Sanfte Bioenergetik in der klinischen Arbeit". In: Eva Reich, Eszter Zornànsky: *Lebensenergie durch Sanfte Bioenergetik*. München: Kösel, 1997.

Janov, Arthur. *Der Urschrei. Ein neuer Weg der Psychotherapie*. Frankfurt/Main: Fischer, 1982.

Janov, Arthur. *Gefangen im Schmerz. Befreiung durch seelische Kräfte*. Frankfurt/Main: Fischer, 1981.

Kass F, MacKinnon RA, Spitzer RL. „Masochistic personality: an empirical study". *Am J Psychiatry 143*, 1986, S. 216–218.

Keller, Heidi. *Handbuch der Kleinkindforschung*. 3. Aufl. Bern: Huber, 2002.

Klaus, Marshall H./Kennell, John H. *Maternal-Infant Bonding: The Impact of Early Separation Or Loss on Family Development*. St. Luis: Mosby, 1976.

Klumbies, Gerhard. *Psychotherapie in der Inneren und Allgemeinmedizin*. Leipzig: Hirzel, 1980.

Köhler, Henning. *Von ängstlichen, traurigen und unruhigen Kindern*. Stuttgart: Freies Geistesleben, 1994.

Kolip, Petra/Nolting, Hans-Dieter/Zich, Karsten. *Faktencheck Gesundheit. Kaiserschnittgeburten – Entwicklung und regionale Verteilung*. Gütersloh: Bertelsmann Stiftung, 2012.

König, Karl. *Sinnesentwicklung und Leiberfahrung. Heilpädagogische Gesichtspunkte zur Sinneslehre Rudolf Steiners*. 4. Auflage. Stuttgart: Freies Geistesleben, 1995.

Krüger, Arnim H. „„Energie oder Beziehung". Zum multimodalen Verständnis von Energie und Beziehung und die psychotherapeutischen Konsequenzen für die Arbeit mit frühen Störungen". In: H.J. Maaz, A.H. Krüger (Hrsg.), *Integration des Körpers in die analytische Psychotherapie*. Lengerich: Pabst, 2001.

Kühlewind, Georg. *Aufmerksamkeit und Hingabe. Die Wissenschaft des Ich*. Stuttgart: Freies Geistesleben, 1998.

Kühlewind, Georg. *De Profundis. Briefe an die Freunde*. Stuttgart: Freies Geistesleben, 2013.

Kühlewind, Georg. *Vom Normalen zum Gesunden. Wege zur Befreiung des erkrankten Bewußtseins*. 5. Aufl. Stuttgart: Freies Geistesleben, 1995.

Kühlewind, Georg. *Wege zur fühlenden Wahrnehmung*. Stuttgart: Freies Geistesleben, 1990.

Lake, Frank. *Clinical Theology – A Theological and Psychiatric Basis for Clinical Pastoral Care*. Lexington, KY: Emeth Press, 2007.

Lang, Hermann (Hrsg.). *Wirkfaktoren der Psychotherapie*. 3. Aufl. Würzburg: Königshausen & Neumann, 2003.

Lassek, Heiko. *Orgontherapie*. Berlin: Verlag Ulrich Leutner, 2005.

Lay, Peter. *Kirlian-Fotografie – faszinierende Experimente mit paranormalen Leuchterscheinungen*. Poing: Franzis, 2000.

Leboyer, Frederick. *Der sanfte Weg ins Leben 2 Geburt ohne Gewalt*. München: Desch, 1974.

Leboyer, Frederick. *Geburt ohne Gewalt*. München: Kösel, 1981.

Leeuwen, Christa von/Maris, Bartholomeus. *Schwangerschaftssprechstunde*. Stuttgart: Urachhaus, 1995.

Levine, P./Kline, M. *Verwundete Kinderseelen heilen. Wie Kinder und Jugendliche traumatische Erlebnisse überwinden können*. München: Kösel, 2005.

Liedloff, Jean. *Auf der Suche nach dem verlorenen Glück. Gegen die Zerstörung unserer Glücksfähigkeit in der frühen Kindheit. (Aus dem Englischen von Eva Schlottmann und Rainer Taeni)*. München: Beck, 1985.

Lievegoed, Bernardus C. J. *Entwicklungsphasen des Kindes*. 8. Aufl. Stuttgart: Mellinger, 2007.

Linden, Wilhelm zur. *Geburt und Kindheit: Pflege – Ernährung – Erziehung*. 14. Aufl. Frankfurt/Main: Vittorio Klostermann, 1998.

Lukas, Elisabeth. *Von der Trotzmacht des Geistes. Lebenskunst und Heilkunst in der Logotherapie*. Freiburg: Herder, 1996.

Maaz, H.-J./Krüger, A.H. (Hrsg.). *Integration des Körpers in die analytische Psychotherapie. Materialien zur analytischen Körperpsychotherapie.* Lengerich: Pabst, 2001.

Maaz, Hans-Joachim. „Die Ausbildung in analytischer Körperpsychotherapie". In: Maaz/Krüger (Hrsg.) *Integration des Körpers in die analytische Psychotherapie. Materialien zur analytischen Körperpsychotherapie*, Lengerich: Pabst, 2001, S. 156–162.

Maaz, Hans-Joachim. *Hilfe! Psychotherapie. Wie sie funktioniert und was sie leistet.* München: Beck, 2014.

Mees, Leendert Frederik Carel. *Das menschliche Skelett. Form und Metamorphose.* Stuttgart: Urachhaus, 1981.

Meyer, Andreas. *Die Integration der Bioenergetik in die Kommunikative Bewegungstherapie.* Unveröffentlicher Vortrag, gehalten auf der Arbeitstagung der Sektion Gruppenpsychotherapie der Gesellschaft für ärztliche Psychotherapie in Weimar, 1987.

Meyer, Andreas. *Nietzsche und Dionysos. Eine Suche nach den Quellen des Lebens. Die Dionysos-Mysterien.* Basel: IL-Verlag, 2014.

Meyer, Andreas. *Sanfte Babymassage nach Eva Reich als Methode der Sanften Bioenergetik.* Unveröffentlicher Vortrag, gehalten auf der Arbeitstagung der Sektion Gruppenpsychotherapie der Gesellschaft für ärztliche Psychotherapie in Weimar, 1988.

Meyer, Andreas. „Was heilt? - Das ist der Mensch". *Mitteilungen aus der anthroposophischen Arbeit in Deutschland*, Juli 2002.

Meyer, Andreas (Hrsg.). *Seele und Geist. Ansätze zu einer spirituellen Seelentherapie.* Flensburg: Flensburger Hefte Verlag, 1993.

Montagu, Ashley. *Körperkontakt. Die Bedeutung der Haut für die menschliche Entwicklung.* Stuttgart: Klett-Cotta, 1992.

Montagu, Ashley. *Touching: The Human Significance of the Skin.* Princeton, NJ: Harper & Row, 1971.

Odent, Michel. *Die Wurzeln der Liebe. Wie unsere wichtigste Emotion entsteht.* Olten: Walter, 2001.

Odent, Michel. *Es ist nicht egal, wie wir geboren werden.* Olten: Walter, 2005.

Odent, Michel. *Geburt und Stillen: Über die Natur elementarer Erfahrungen.* München: Beck, 2006.

Odent, Michel. *Im Einklang mit der Natur. Neue Ansätze der sanften Geburt.* Olten: Walter, 2004.

Perls, Frederick F./Hefferline, Ralph F./ Goodmann, Paul. *Gestalttherapie. Grundlagen der Lebensfreude und Persönlichkeitsentfaltung.* New York: The Julian Press, 1951.

Peterson, Gayle. *Birthing Normally : A Personal Growth Approach to Childbirth.* Berkeley C.A.: Shadow & Light, 1984.

Peterson, Gayle/Mehl, Lewis. *Pregnancy as Healing: A Holistic Philosophy for Prenatal Care (Two Volumes).* Berkeley C.A.: Mindbody Press, 1984.

Pfeiffer, Ehrenfried. „Eine qualitativ chromatographische Methode zur Bestimmung biologischer Werte. I. Unterschiede von Humus- und Kompostqualität". *Lebendige Erde* Nr. 5 (1959): S. 205–215.

Pfeiffer, Ehrenfried. *Empfindliche Kristallisationsvorgänge als Nachweis von Formkräften im Blut.* Dresden: Verlag E. Weise, 1935.

Pfeiffer, Ehrenfried. *Studium von Formkräften an Kristallisationen.* Dornach/Schweiz, 1931.

Pikler, Emmi. *Friedliche Babys – zufriedene Mütter: Pädagogische Ratschläge einer Kinderärztin.* Freiburg: Herder, 2009.

Placzek, Beverley R,. Laska, Bernd A. (Hrsg.). *Zeugnisse einer Freundschaft. Der Briefwechsel zwischen Wilhelm Reich und A. S. Neill 1936-1957.* Köln: Kiepenheuer & Witsch, 1986.

Plattner, Elisabeth. *Die ersten Lebensjahre: Eine Hilfe im Umgang mit kleinen Kindern.* 27. Aufl. Stuttgart: Urachhaus, 2007.

Rath, W. „Paradigmenwechsel in der Geburtshilfe – Am Beispiel der Geburtseinleitung". *Zeitschrift für Geburtshilfe und Neonatologie, 212,* Georg Thieme Verlag Stuttgart-New York, 2008, S. 147–152.

Reich, Eva. „Schwangerschaft, Geburt und Selbststeuerung". *emotion. Wilhelm-Reich-Zeitschrift* Nr. 8, Nexus-Verlag, Frankfurt/M., 1987.

Reich, Eva/Meyer, Andreas. „Aspekte der Schwangerschaft und Geburt in ihrer Bedeutung für die Neurosenprophylaxe". *Zeitschrift für Gemeindepädagogik Potsdam sowie in: Psychotherapieberichte.* Höck, Kurt, *Psychotherapieberichte* (Berlin: Institut für Psychotherapie und Neurosenforschung. Haus der Gesundheit Berlin, 1987.

Reich, Eva/Zornansky, Eszter. *Lebensenergie durch sanfte Bioenergetik.* München: Kösel, 1997.

Reich, Wilhelm. *Charakteranalyse (1930).* Köln: Kiepenheuer & Witsch, 1970.

Reich, Wilhelm. *Die Entdeckung des Orgons I. Die Funktion des Orgasmus*. Frankfurt (Main): Fischer, 1985.

Reich, Wilhelm. *Die Entdeckung des Orgons Bd. II. Der Krebs*. Köln: Kiepenheuer & Witsch, 1974.

Rohen, Johannes Wolfgang. *Morphologie des menschlichen Organismus. Entwurf einer goetheanistischen Gestaltlehre des Menschen*. Stuttgart: Freies Geistesleben, 2000.

Schmidt, Dorian. *Lebenskräfte – Bildekräfte. Methodische Grundlagen zur Erforschung des Lebendigen*. Stuttgart: Freies Geistesleben, 2010.

Schmidt, Robert F./Schaible, Hans-Georg (Hrsg.). *Neuro- und Sinnesphysiologie*. 5. Aufl. Berlin: Springer, 2006.

Schulz, Dieter. *Frühförderung in der Heilpädagogik. Erfahrungen mit der Betreuung seelenpflegebedürftiger Kleinkinder. Eine Einführung für Eltern*. Stuttgart: Freies Geistesleben, 1991.

Schwenk, Theodor. *Bewegungsformen des Wassers*. Stuttgart: Freies Geistesleben, 1967.

Selawry, Alla und Oleg. *Die Kupferchlorid-Kristallisation in Naturwissenschaft und Medizin*. Stuttgart: Gustav Fischer Verlag, 1957.

Senf, Bernd. „Die Forschungen Wilhelm Reichs (IV)". *emotion. Wilhelm-Reich-Zeitschrift*, 1981.

Soesman, Albert. *Die zwölf Sinne. Tore der Seele*. 6. Aufl. Stuttgart: Freies Geistesleben, 2007.

Spence, Donald P. *Narrative Truth and Historical Truth. Meaning and Interpretation in Psychoanalysis*. New York: Norton, 1982.

Spitz, René. *Die Entstehung der ersten Objektbeziehungen. Direkte Beobachtungen an Säuglingen während des ersten Lebensjahres*. Stuttgart: Klett-Cotta, 1973.

Spitz, René. *The first year of life: a psychoanalytic study of normal and deviant development of object relations*. New York: International Universities Press, 1965.

Spitz, René. *Vom Säugling zum Kleinkind. Naturgeschichte der Mutter-Kind-Beziehungen im ersten Lebensjahr*. Stuttgart: Klett-Cotta, 1996.

Stadelmann, Ingeborg. *Die Hebammensprechstunde*. Ermengerst: Ingeborg Stadelmann Eigenverlag, 2005.

Statistisches Bundesamt. *Geburten in Deutschland 2012*. Wiesbaden: Statistisches Bundesamt, 2013.

Steiner, Rudolf. *Anthroposophie – Psychosophie – Pneumatosophie*. GA 115. Dornach/Schweiz: Rudolf Steiner Verlag, 2001.

Steiner, Rudolf. *Anthroposophie. Ein Fragment aus dem Jahre 1910*. 5. Aufl. GA 45. Dornach/Schweiz: Rudolf Steiner Verlag, 2009.

Steiner, Rudolf. *Anthroposophische Menschenkunde und Pädagogik*. GA 304a. Dornach/Schweiz: Rudolf Steiner Verlag, 1979.

Steiner, Rudolf. *Die Erziehung des Kindes vom Gesichtspunkte der Geisteswissenschaft*. GA 34 (TB 658). Dornach/Schweiz: Rudolf Steiner Verlag, 2004.

Steiner, Rudolf. *Die Geheimwissenschaft im Umriß*. 30. Aufl. GA 13. Dornach/Schweiz: Rudolf Steiner Verlag, 1989.

Steiner, Rudolf. *Die Methodik des Lehrens und die Lebensbedingungen des Erziehers*. 5. Aufl. GA 308. Dornach/Schweiz: Rudolf Steiner Verlag, 1986.

Steiner, Rudolf. *Die okkulten Wahrheiten alter Mythen und Sagen*. GA 92. Dornach/Schweiz: Rudolf Steiner Verlag, 1999.

Steiner, Rudolf. *Die Philosophie der Freiheit. Grundzüge einer modernen Weltanschauung. Seelische Beobachtungs-Resultate nach naturwissenschaftlicher Methode*. 14. Aufl. (1978). GA 4. Dornach/Schweiz: Rudolf Steiner Verlag, 1962.

Steiner, Rudolf. *Erfahrungen des Übersinnlichen. Die Wege der Seele zu Christus*. 3. Aufl. GA 143. Dornach/Schweiz: Rudolf Steiner Verlag, 1983.

Steiner, Rudolf. *Geisteswissenschaft als Erkenntnis der Grundimpulse sozialer Gestaltung*. 2. Aufl. GA 199. Dornach/Schweiz: Rudolf Steiner Verlag, 1985.

Steiner, Rudolf. *Theosophie. Einführung in übersinnliche Welterkenntnis und Menschenbestimmung*. 32. Aufl. GA 9. Dornach/Schweiz: Rudolf Steiner Verlag, 2002.

Steiner, Rudolf. *Wie erlangt man Erkenntnisse der höheren Welten?* 22. Aufl. GA 10. Dornach/Schweiz: Rudolf Steiner Verlag, 1975.

Stern, Daniel N. *Die Lebenserfahrung des Säuglings*. 5. Aufl. Stuttgart: Klett-Cotta, 1996.

Stern, Daniel N. *Tagebuch eines Babys. Was ein Kind sieht, spürt, fühlt, denkt*. München/Zürich: Piper, 2002.

Stern, Daniel N. *The Interpersonal World of the Infant: A View from Psychoanalysis and Developmental Psychology*. New York: Karnac, 1998.

Stone, Randolph. *Polarity-Therapie*. München: Hugendubel, 2006.

Trautmann-Voigt, S./Voigt B. (Hrsg.). *Bewegte Augenblicke im Leben eines Säuglings - und welche therapeutischen Konsequenzen?* Köln: Richter, 1996.

Vandercruysse, Rudy. *Die therapeutische Dimension des Denkens. Anthroposophische Aspekte zur Psychoanalyse.* Stuttgart: Freies Geistesleben, 1999.

Vierl, Kurt. *Psychologie als spirituelle Betätigung.* Stuttgart: Freies Geistesleben, 1994.

Vierl, Kurt. *Schicksalshilfe durch Heilpädagogik.* Dornach/Schweiz: Verlag am Goetheanum, 1992.

Voitl, Helmut/ Guggenberger, Elisabeth. *Der Chroma-Boden-Test.* Wien: Orac, 1986.

Whitfield, Geoffrey Victor. *The Prenatal Psychology of Frank Lake and the Origins of Sin and Human Dysfunction.* Lexington, KY: Emeth Press, 2007.

Wilda-Kiesel, Anita. *Kommunikative Bewegungstherapie.* Leipzig: J. A. Barth, 1987.

Zalecka, Aneta. *Entwicklung und Validierung der Steigbildmethode zur Differenzierung von ausgewählten Lebensmitteln aus verschiedenen Anbausystemen und Verarbeitungsprozessen (Dissertation Universität Kassel).* Kassel, 2007.

Ebenfalls im Info3-Verlag:

Eva-Marie Batschko
Einführung in die Rhythmischen Einreibungen
2. vollständig überarbeitete Neuauflage 2011, 148 Seiten, Broschur
Zeichnungen von Nadja Holland
ISBN 978-3-932386-73-2

Rhythmische Einreibungen nach Ita Wegman und Margarethe Hauschka bilden seit Langem einen wirksamen Bestandteil ganzheitlicher Therapie und Pflege. Mit spezieller Technik und gezielten Anwendungen können funktionelle Ungleichgewichte gebessert, Schmerzen gelindert, der Wärmeorganismus angeregt und umfassende Heilungsprozesse eingeleitet und unterstützt werden. Die vorliegende Einführung vermittelt praxisnah die Grundlagen dieser zeitgemäßen Behandlungsmethode, ihrer Anwendungen und Wirkweisen.

Eva-Marie Batschko, Susanne Dengler
Praxisbuch der Rhythmischen Massage nach Ita Wegman
1. Auflage 2011, 96 Seiten, Broschur
105 zweifarbige Abbildungen, Zeichnungen von Nadja Holland
ISBN 978-3-86783-018-8

Auf der Basis langjähriger Erfahrungen der beiden Autorinnen Eva-Marie Batschko und Susanne Dengler ist das vorliegende Praxisbuch der Rhythmischen Massage nach Ita Wegman entstanden. Praxis und Lehre standen gleichermaßen Pate für diese Handreichungen, die vor allem in den Bereichen ganzheitlicher Therapie und Pflege ihre Anwendung finden. Wie schon die Einführung in die Rhythmischen Einreibungen von Eva-Maria Batschko schult auch dieses Werk insbesondere die Wahrnehmungsfähigkeit der Hände, die mittels der Massage die rhythmischen Prozesse anregen und verändern können.

Info3-Verlagsgesellschaft Brüll & Heisterkamp KG
Kirchgartenstr. 1
60439 Frankfurt am Main
Tel. 069-584647
Fax: 069-584616
E-Mail: vertrieb@info3.de
Web: www.info3.de